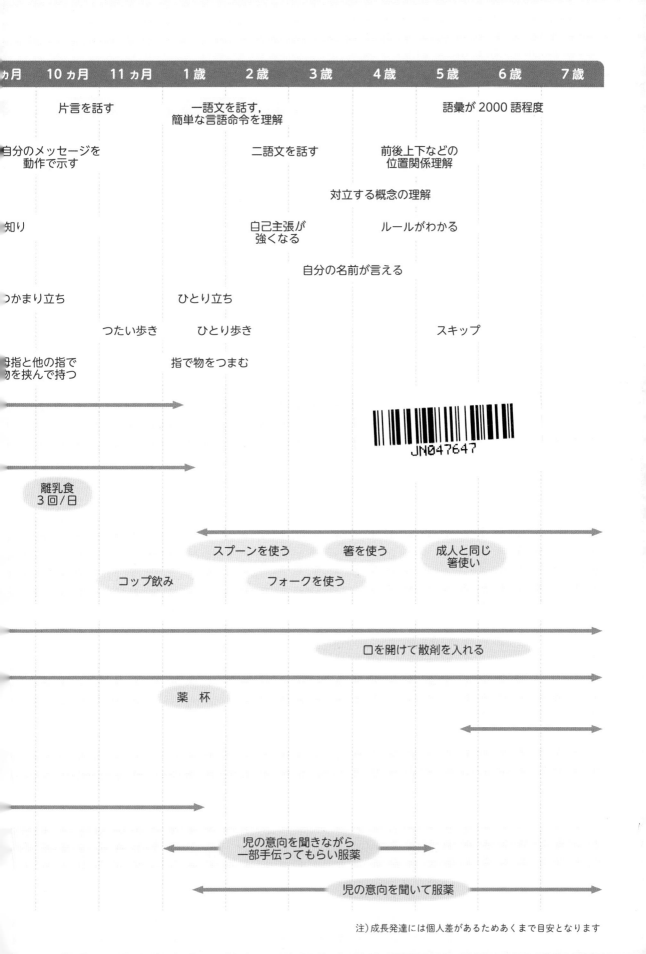

ヵ月	10ヵ月	11ヵ月	1歳	2歳	3歳	4歳	5歳	6歳	7歳

片言を話す

一語文を話す，
簡単な言語命令を理解

語彙が2000語程度

自分のメッセージを
動作で示す

二語文を話す

前後上下などの
位置関係理解

対立する概念の理解

知り

自己主張が
強くなる

ルールがわかる

自分の名前が言える

つかまり立ち

ひとり立ち

つたい歩き

ひとり歩き

スキップ

母指と他の指で
物を挟んで持つ

指で物をつまむ

離乳食
3回/日

スプーンを使う

箸を使う

成人と同じ
箸使い

コップ飲み

フォークを使う

口を開けて散剤を入れる

薬 杯

児の意向を聞きながら
一部手伝ってもらい服薬

児の意向を聞いて服薬

注）成長発達には個人差があるためあくまで目安となります

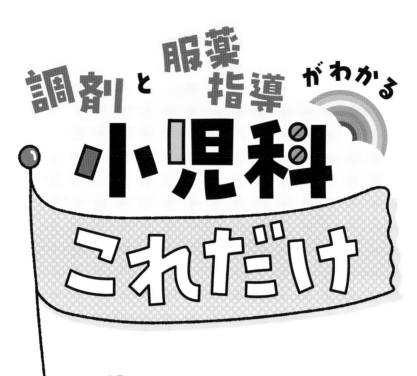

調剤と服薬指導がわかる 小児科これだけ

監修 **原島知恵** 御所南はらしまクリニック 副院長

著 **山本佳久** 帝京平成大学薬学部 教授

島﨑　学 帝京平成大学薬学部 准教授

藤田友紀 国立成育医療研究センター看護部

南 山 堂

🍎 監修のことば 🍎

　小児科医は，身体的，精神的にダイナミックに変化する時期，年齢でいうと新生児から 15 歳くらいのお子さんがたと主に関わっています．小児科クリニックでは，発熱，かぜ，胃腸炎などの急性疾患，気管支喘息，アトピー性皮膚炎，便秘症や夜尿症など慢性疾患，専門に関する疾患など幅広く対応し，対症療法または原因療法のために，お薬を選び，体重や年齢を勘案して投与量を決め，お子さんの発達に応じた投与方法を考えて処方箋を作成します．

　このような背景から，お子さんに対して調剤をするためには，お子さんの発育・発達に対する理解，よくみる疾患に対する知識が必要になります．いつも通っているお子さんであっても，体重の増減により投与量の変更がある，または発達が進むことで前回とは違う投与経路を希望されるなど，日々きめ細やかな対応が求められます．

　私自身も保険薬局の薬剤師さんから，疑義照会だけでなく，処方薬を使用したあとの気になる状況，とくに副作用に関わる報告を受けることがあります．先日も年齢に応じて LABA テープを処方したところ，手の震えがでていると連絡をいただき，速やかにご家族に状況を確認，処方変更を行うことができました．新型コロナウイルス感染症の流行に伴い，患者さんと対面で会話をするにも時間をかけずに距離をとって行うなどコミュニケーションがとりづらい時期が続くなか，このような細やかな配慮のもと処方ができるのはとても心強いことです．

　さて，いつの時代も多くのお子さんにとって，お薬は苦いもの，苦手なものであるようです．お薬を頑張って飲んだということが大きな成功体験となり，その後の自信につながるお子さんも少なくありません．薬局で，お薬飲めたよ！というお子さんがいたら是非，褒めてください．保険薬局の薬剤師さんとは，ご家族とともに，お子さんの成長を見守りながら，よりよい治療が行えるよう協力しあえる関係でありたいと考えています．

2023 年 8 月

御所南はらしまクリニック
副院長　**原島知恵**

🍎 はじめに 🍎

　一般的な話ではありますが，小児科の調剤は多くの薬剤師が苦手意識を持つ分野の一つではないでしょうか．その理由としては，散剤やシロップ剤あるいは軟膏剤など，さまざまな剤形における計量調剤の頻度が高く，混合操作などに技術を要すること，患者の体重に対する処方量の適合性など処方監査が複雑であること，処方量が成分量表示の場合，そこからの製剤量の算出に戸惑うことなどが挙げられます．これらは小児科の処方箋を日頃から受ける環境に置かれれば自ずと慣れてくるものでありますが，普段，小児科の処方箋を受け付ける機会の少ない薬局に，突如小児科の処方箋が舞い込んできたら，多少なりともプレッシャーを感じながら調剤に取り掛かることになるでしょう．

　また，小児科調剤の領域で苦労するのは如何にして患者のアドヒアランスを向上させるかということです．特に苦みのある製剤などの上手な服用方法についての説明は薬剤師の永遠の課題であるかもしれません．内服に限らず，坐剤，皮膚外用剤，吸入剤，注射剤など，特に初めて使用する患者（の保護者）に対して適切な使用方法を簡潔にわかりやすく説明することも薬剤師の重要な任務です．

　筆者は小児科の門前薬局に約10年勤務していました．本書の第Ⅰ部では，薬局勤務時代の経験も踏まえ，医療現場で働いて間もない薬剤師や小児科調剤にあまり触れることなくキャリアを積み上げられてきた薬剤師にも小児科調剤の基本的なことを習得していただけるよう，処方監査から調剤，調剤薬鑑査，服薬説明に至るまで，剤形別にわかりやすく解説しました．また，第Ⅱ部では小児科で接することの多い疾患について，よくみられる症状や用いられる医薬品について解説しています．本書を読み込んでいただくことで，小児科調剤に触れたことのない方でも，一通りの対応ができるようになっていただけたら非常に嬉しく思います．

2023年8月

帝京平成大学薬学部物理薬剤学ユニット

教授　山本佳久

もくじ

🍎 II 小児科でよくみる症状・疾患

本書の使いかた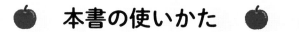

処方薬の記載について

- 本書では，小児科外来で処方される薬を取り上げました．外来での処方が少ないものや，適応があっても使われないものなど，意図的に記載していないものもあります．
- 実際の使用にあたっては，医師の指示や，添付文書，各種ガイドラインを参照してください．
- 本書の記載は，2023年3月時点での添付文書情報を参考にしています．

成分名	代表的な商品名 Ⓐ	剤 形 Ⓑ	小児薬用量・用法 Ⓒ
Ⓓ **発熱に対して**			
アセトアミノフェン	カロナール	錠 細 S	10〜15mg/kg/回
	アンヒバ	坐	
咽頭炎に対して			
トラネキサム酸	トランサミン	錠 Cap 散 S	20〜30mg/kg/日
アズレンスルホン酸ナトリウム水和物	アズノール	含嗽剤	1日数回
結膜炎に対して			
トスフロキサシントシル酸塩水和物	オゼックス	点	1日3回
フルオロメトロン	フルメトロン	点	1日2〜4回

Ⓐ 先発品もしくは頻用されているジェネリック医薬品の商品名を記載．

Ⓑ 発売されている剤形を記号で記載．

　　記号一覧

　　錠：錠剤　OD：OD錠　Cap：カプセル剤

　　散：散剤　顆：顆粒剤　細：細粒剤

　　DS：ドライシロップ剤　S：シロップ剤

　　軟：軟膏剤　C：クリーム剤　L：ローション剤

　　坐：坐剤　点：点眼剤　鼻：点鼻剤　吸：吸入剤　貼：貼付剤

　　注：注射剤

Ⓒ 内服薬については用量（力価）を，外用薬については用法を記載．用量・用法は，実際に臨床で用いられているものを優先して記載したため，添付文書と異なる場合があります．

Ⓓ 薬の使用目的で分類（例外あり）．対症療法の薬については，よくみられる症状・処方が多い順に記載．

処方例の記載について

- 処方例は商品名処方としました．
- 基本的に力価での記載としました．

I

小児科調剤のきほん

小児科調剤で気をつけること

1 小児の成長発達と服薬

　小児とひとことで括っても，成長過程にある小児は，新生児から乳児，幼児，学童，思春期まで多様で幅広く，発達段階にあわせた対応が必要になります．小児に服薬支援を行う場合，対象となる患児とその養護者の両方へ働きかけなければなりません．患児の発達段階はどのあたりに該当するのか，自身の疾患・症状への理解と服薬の理解，保護者の疾患・症状への理解と服薬の理解，患児にどのように説明して関わっているのかなどをアセスメントし，服薬できるように工夫して対応することが求められます．

食物摂取機能の発達

　人は口から栄養源となる食物を摂取することで，エネルギーを得ています．成長とともに食形態が液体状から固形へ変化し，食べ方は，「口唇食べ→舌食べ→歯ぐき食べ→歯食べ」へと変化していきます．小児の服薬では，これらの食物摂取機能の発達について理解したうえで，対象に適した投与方法〔乳首やスポイド（シリンジ），スプーンなど〕を選択します．まずは，小児の食物摂取機能の発達について述べていきます．

新生児期から乳児期（生後4ヵ月頃まで）

　この時期の栄養源は母乳やミルクであり，乳首から吸い込む哺乳行動がみられ，哺乳期といいます．**生まれつきの原始反射によって食物の摂取が可能**になります．

原始反射の種類
- 検索反射：口角や唇に触れると，その方向に顔を向けて刺激している物をとらえようとする．
- 口唇反射：唇を刺激すると口唇を丸めて前に突き出して物をとらえようとする．
- 吸啜反射：口の中に入ってきたものを舌で口蓋に押さえつけるように挟み込み，舌を前後の蠕動運動のように動かして吸う動きをする．口蓋中央部の吸啜窩とよばれる凹みに乳首を固定して吸いやすくしている．

　原始反射は生後2ヵ月を過ぎる頃には弱まり，**生後4ヵ月を過ぎる頃には，自分の意志によって吸啜が行われる**ようになります．この時期は，特殊な飲み込みかたを行っており，呼吸を止めることなく，口唇が半開きの状態で，吸啜と嚥下が継続的に行われます．**咀嚼機能は発達していません．**

乳児期（生後 5 〜 11 ヵ月頃まで）

◆生後 5 か月

　生後 5 ヵ月頃になると，口唇反射や吸啜反射が消失する一方で，口唇や舌が意図的に動かせるようになります．この時期に咀嚼・嚥下機能を獲得して離乳食が始まります．口唇を閉じ，舌を前後に意図的に動かしてペースト状の食物を咽頭に送り，嚥下反射を誘発する動きや，口唇を閉じてゴックンと飲み込む成人と同様の嚥下の動きができるようなります．

　食物の形態は，**なめらかにすりつぶした状態**（ポタージュやヨーグルト程度が目安）で，スプーンは子どもの口の大きさにあったもの（浅めの匙がよい）を選びます．唇を閉じて食物を取り込む自発的な動きを引き出すため，食べさせかたは，スプーンを水平に下唇にのせ，食物が口腔の前方に取り込まれるようスプーンの 2/3 以上を口腔に入れないように注意しながら，上唇が閉じるのを待ちます．生後 6 ヵ月頃から下の前歯が生えてきますが，咀嚼には役立ちません．

◆生後 7 〜 8 ヵ月

　生後 7 〜 8 ヵ月頃から，舌の上下運動や口角の水平引きがみられはじめます．上唇を意図的に閉じる動きで食物を口の中に取り込み，口唇を閉じて下顎を上下に動かして，**舌の前方部と上顎の前方部で食物を押しつぶす**ことを覚えます．食物の形態は，**舌でつぶせるかたさ**（絹ごし豆腐が目安）が適しています．

◆生後 9 〜 11 ヵ月

　生後 9 〜 11 ヵ月頃には，上顎の前歯も生え，歯槽が発育して口腔内の容積が大きくなります．前歯を使ってやわらかい食物をかじりとったり，上唇を使ってスプーン上の食物をこそぎとったりすることを覚えます．また，舌や下顎を左右に動かせるようになり，口腔内の食塊を奥に運び，**上下の奥の歯茎で食物をすりつぶす機能**が発達します．さらに，すりつぶした食物を口の中でまとめることができるようになってきます．食物の形態は，**歯ぐきでつぶせるかたさ**（指でつぶせるバナナくらいが目安）が適しています．水分の摂取は，すする量が増えて，2 〜 3 回ゴックンができるようになったら，コップを使った連続飲みの練習を始めます．

幼児期

　1 歳頃から，上下の奥歯が生えてきます．かたさや形状に応じて食物を掴み，肩関節や上肢をコントロールして口元まで運び，口唇の閉鎖と指を離すタイミングを合わせ，一口で摂取できる量を決定して食べる，といった**手と口の協調運動ができる**ようになります．食物の形態は，**歯や歯ぐきで噛みつぶせるかたさ**（成人の食事よりやわらかめ），が適しています．また，水分の摂取は，自分でコップを持って飲みはじめます．

　1 歳 6 ヵ月頃からは，スプーンを使えるようになり，2 歳頃からは**フォークを使っ**

て自分の口で一口量を調節して食べられるようになります．3歳頃までには**乳歯が20本生え揃い，強い噛み合わせができる**ようになります．また，手づかみでの食事はしなくなります．子どもの摂取状況をみながら，成人とほぼ同様の食事内容に徐々に近づけていくことで，咀嚼の機能が完成します．

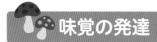
味覚の発達

「良薬口に苦し」という諺があるように，薬は美味しいとはいい難いのが事実です．子どもが薬を嫌がる理由の一つに，薬の味があります．子どもの服薬支援（特に乳幼児期）は難しく，一筋縄ではいかないことが多い印象です．味覚の発達について知っておくと，子どもが薬を嫌がる理由が少しわかるかもしれません．

味 蕾

食物を食べると，味の受容器である味蕾が刺激され，味覚を司る神経（顔面神経や舌咽神経）を通じて脳に伝わることで，味として認識されます．

味蕾は，舌や咽頭などに存在し，大部分は舌面に存在しています．口腔内の味蕾は，**乳児では約1万個**，成人では約5千個で，乳児期にかけて最も多く存在することから，**味覚に敏感な時期は乳児期**であることがわかります[1]．

基本的味覚

基本的味覚には，「甘味」「旨味」「塩味」「酸味」「苦味」があります．味覚は，食物を摂取するときに，食物の安全性を確かめ，必要なものを摂取できるようにするための生きていくうえで重要な感覚と考えられています．甘味はエネルギー源である炭水化物，旨味はタンパク質，塩味はミネラルを摂取するためのシグナルであり，必要な栄養を摂取するため，基本的に好まれる味とされています．一方で，**酸味は腐敗物，苦味は毒物のシグナル**であり，体を守るために避けなくてはならない危険な食物として認識するため，はじめは受け入れられない味とされています[1-3]．そのため子どもは，酸味や苦味を感じる食物を苦手としています．

記憶の影響

人が食物を美味しいと感じるのは，味だけではなく，**そのときの体験**（口にする物の温度，におい，体調，その場の雰囲気など）にも左右されています．特に子どもは記憶による影響を受けやすいため，**嫌な経験があるとその食物を苦手になってしまう**場合があります．そのため，食事がよい体験になるよう，味だけでなく，子どもがうれしい・楽しいと感じられるような環境を整えることも必要です．

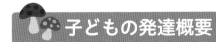

子どもの発達概要

乳児期

◆生後1ヵ月

1ヵ月を過ぎると自然発声が始まります．生理的欲求や情緒的欲求の表現として，泣き声に音の高さやリズムがでてきます．視力は0.01程度です．3～4ヵ月頃には，視力は0.05程度となり，大人のはたらきかけに注視し，微笑したり，発声を伴って手足を動かします．

◆生後6ヵ月

6ヵ月頃には，発声遊びと思われる喃語が増え，あやすと喃語で答えるようになります．視力は0.08くらいになり，視野に入った物を掴もうとする動きをします．

7ヵ月頃では，「ダメ」といわれると，その行動をやめるようになります．子どもにとって養育者（特に母親）は，自分の欲求を満たして保護してくれる「安全基地」です．そのため，養育者と他人を区別して，人見知りをするようになります．

◆生後9ヵ月

9ヵ月を過ぎると，視力は0.1くらいとなり，興味のある物を指差ししたり，欲しいものに向かって手を伸ばしたりするほか，バイバイなどの動作によって，自分のメッセージを伝えるようになります．

10ヵ月を過ぎると，片言を話すようになります．視力は0.15くらいとなり，そばにある小さな物体を指でつまもうとする動きがみられます．

幼児期

言葉を使用できるようになりますが，自己中心的思考のため，大人と同じ意味で使用しているとは限りません．そのため，子どもの発言がどのようなメッセージを発しているのかを解釈し，話しかたを工夫する必要があります．例えば，「イヤ」や「イタイ」という言葉はよく聞かれますが，「不安」や「したくない」という意思表示である場合があります．子どもが置かれているその時の状況などを考慮して理解する必要があります．

◆1歳

1歳頃では，簡単な言語命令を理解することができます．また，一語文（例：「まんま（ごはん）」など）で自分の欲求を表現するほか，自我が目覚めて自己主張が強くなります．

◆2歳

2歳頃では，二語分（例：「ジュース　飲む」など）や身体各部の名称を理解することができます．言語的コミュニケーションで他者にメッセージを伝えることができま

すが，感情の揺れが大きく，うまくいかないとかんしゃくを起こすこともあります．また，何でも模倣し，自分でやってみないと気が済まないようになります．これにより，少しずつ，してはいけないこととよいことの区別ができるようになってきます．

◆3歳

3歳頃では，大小などの対立する概念，色など物質の性質や属性，数の概念などが理解でき，「順番」や「かわりばんこ」がわかるようになってきます．日常的なコミュニケーションができるようになり，「いつ？」「なぜ？」などの疑問詞を使うようになるほか，決まりを守ろうとします．

4歳頃では，前後上下などの位置関係の理解ができ，自分が見られていることを意識し，他人からの評価が気になるなど，自意識が強くなります．

5歳頃には，語彙が2,000語程度となり，自分が大きくなったことを誇りに思い，そのように振る舞おうとします．視力は，成人に近い視力となります．

学童期

学校という場で過ごす時間が多くなることで，直感的で自己中心的な考えから，集団や仲間を意識するようになり，社会的習慣を身につけていく時期です．競争や勝負を意識するようになりますが，一方で，失敗体験により劣等感を抱きやすいという特徴もあります．周囲の大人が，できていることを認めたり，褒めたりすることで，自己肯定感をもてるような関わりが必要です．

また，自分が体験した具体的な経験に照らし合わせ，見かけに左右されず理論的に物事を考えられるようになります．11歳頃から，自身を客観視して，自分の行いを適切な方向へもっていこうと考えるようになります．

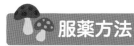

服薬方法

乳首を用いた服薬（新生児〜4ヵ月頃）

新生児〜4ヵ月頃までは，哺乳瓶の乳首を用い，吸啜反射を利用して服用させるとスムーズに飲ませることができます．

❶ 物品の準備

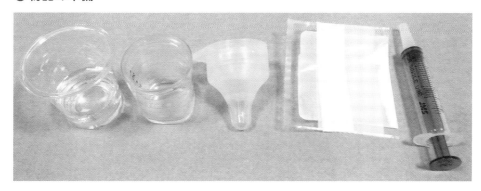

左から溶解用の水，溶解に用いる容器，乳首，散剤，シリンジ（スポイトでも可）．溶解する水や白湯の量は薬の量にもよりますが，約3mL，小さじ1杯程度が目安です．また，溶解には小さめの容器（おちょこのような物）を用いるとよいでしょう．

❷ 薬剤の溶解

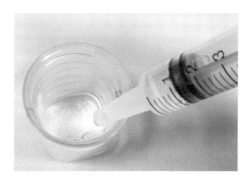

容器に散剤をあらかじめ入れておき，シリンジを用いて水を加え，散剤を溶解します．ミルクで溶解してしまうと，ミルクを嫌がり飲まなくなってしまうため，混ぜてはいけません．溶解されたことを確認してからシリンジやスポイトで吸い，乳首に入れていきます．溶解後の粘度の目安は，普段から摂取している母乳やミルクと同じくらいです．

❸沈殿した薬剤

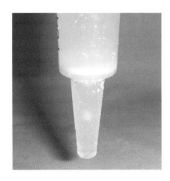

　溶解した薬を置いておくと，薬が沈殿することがあります．飲ませる前に写真のような状態になっていたら，シリンジを上下に振って沈殿を解消しましょう．

❹投 薬

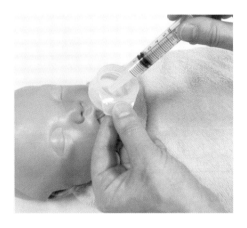

　利き手と逆の手で乳首がはずれないように支え，もう片手で吸啜に合わせて少しずつ薬剤を注ぎ込みます．乳首の半分以上，薬剤を入れてしまうと，吸った勢いでこぼれることがあるため，子どもの吸啜にあわせて少しずつ注ぎ込むようにします．
　乳首の先に薬剤が残っていたら，水や白湯を少量入れて，残った薬剤をさらに溶解してすべて飲ませます．薬剤が乳首に詰まってしまう場合は，普段使用している乳首の穴より大きめのものを選ぶとよいでしょう．
　授乳後は満腹になっているため，飲まなかったり，嘔吐してしまったりすることがあります．授乳のタイミングに合わせ，**授乳直前に服薬**させるとよいです．

スポイトや内服用シリンジを用いた服薬（5ヵ月頃から）

　5ヵ月頃から離乳食が始まり，スプーンを使用するようになりますが，はじめは上手に食べられずこぼしてしまうことも多くあります．この時期，スプーンでの水分摂取は，まだ獲得期のため，スポイトや内服用シリンジを用いたほうが飲ませやすいでしょ

う．舌は前後運動を行うため，スポイトや内服用シリンジを口にもっていっても舌で押し出してしまいます．また，舌には味覚の受容器である味蕾が存在するため，舌に薬を流し込んでしまうと苦みを感じることから，**口角より頬の内側に少量ずつ流し入れます**．服薬後は，飲み物を飲ませて口の中に薬剤の味が残らないようにします．

満腹になると飲めなくなるため，**特別な指示がない限りは食前**に服薬させます．

◆服薬の体勢

服薬の際は，子どもを横抱きにすると薬が口からこぼれにくいです（**写真1**）．また，横抱きにするときは，介助者の左脇に子どもの右手をはさみ，介助者の左手で子どもの左手を持って（介助者が左利きの場合は逆）横抱きにすると，動きが抑えられ，服薬させやすくなります．

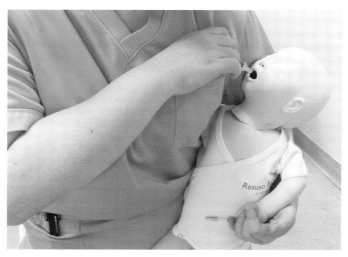

スプーンでの服薬（9ヵ月頃から）

上唇を使ってスプーン上の食物をこそぎとることができるようになってきたら，スプーンでの服薬も可能になってきます．最初のひと口めは少量を与え，嫌がるようであればスポイトか内服用シリンジで服薬させましょう．

食事の形態を踏まえると，サラサラした状態よりも**少しとろみのある状態**が飲ませやすくなります．服薬のタイミングは，満腹になると飲めなくなるため，**特別な指示がない限りは食前に服薬**させます．服薬後に食事をする場合，服薬に使ったスプーンを用いると薬が残っていることがあるため，水洗いなどしてから使用します（水を入れた器を水洗用に用意しておくとよい）．

コップでの服薬

コップを用いた連続飲みができるようになったら，コップでの服薬もできるようになり，また，散剤を口に入れて飲めるようになります．服薬の際は，はじめに水で口の中を潤してから，口を大きく開けてもらい，散剤を入れます．その後，自分でコッ

プを使って水を飲ませます．**コップの水の量は，少なめ**にしておくとよいでしょう．子どもは，コップに入っている分を一気に飲んでしまうため，量が多いと吐いてしまうおそれがあります．

服薬時の注意点

- 無理に飲ませると，嘔吐することがあるため，無理矢理飲ませない
- 泣いている時に無理に飲ませると，嘔吐したり，誤飲したりするため避ける
- ミルクや食事に混ぜると，飲まなく・食べなくなるので，混ぜないようにする

 ## 発達を踏まえた服薬時のかかわり

子どもにとって**服薬を嫌な記憶にしないこと**が大切です．看護者（養護者）が服薬させようと難しい表情をみせたり必死になったりすると，子どもはマイナスのイメージを感じ取り，不安や恐怖を抱いてしまいます．無理やり服薬させるのではなく，それぞれの発達に合わせ，ストーリー立てて服薬の重要性を説明することで，自発的に服薬できることが大切です．

新生児期

「お薬飲もうね」「上手に飲めたね」など，子どもへの声かけを行いましょう．

乳児期

この時期の子どもは，養護者（特に母親）が「安全基地」となります．服薬の後には，養護者が抱っこし，大げさなくらい褒めることで安心感が得られます．

幼児期

◆1～2歳頃

大人と同じ行動をしたくなり，スプーンに手をのばしてきますが，こぼすことも多いため，**服薬は看護者が実施**しましょう．「おくすりだいじ」「おくすりは○○（看護者）が，ごはんは△□ちゃん（くん）がやろうね」「わー！じょうず！」などの声かけもしていきます．

服薬を嫌がる場合は，一方的に飲ませようとはせず，**飲める気分になるように誘導**します．「お水にとかしてスプーンで飲む？」「どのスプーンで飲む？」「ゼリー（服薬補助ゼリー）にする？」など，子どもの意向を聞きながら飲めるように誘導しましょう．また，薬剤を水で溶かしているときに「♪ま～ぜまぜ♪」と歌いながら大きな動作で混ぜているところを見せ，「○○ちゃん（くん）」もやってみる？お手伝いしてくれるかな？」と興味をひいてみます．実際に，服薬の準備を手伝ってくれた場合には「ありがとう，お手伝いしてくれてたすかった！」など，大げさなくらい褒めます．

スプーンを用いてひと口で飲みきれないときは，薬の味を感じてしまうと飲まなくなってしまうことがあるため，リズミカルに"パク・パク・パク"と口へ誘導していきます．飲めたあとには，「すっご～い．飲めたね！」と笑顔で大げさなくらい褒めてハイタッチを求めるなど，成功体験を植え付けていくことが大切です．

◆3歳以降

3歳以降は，日常生活に不便のない程度の話し言葉ができるようになってくるため，服薬については安易な言葉で説明し，**なぜ服薬が必要なのかを理解**させていきます．子どもの意向を取り入れた関わりとして，「どうやって飲んでみる？」「スプーンで飲む？コップで飲む？」など，**選択肢を提示してみるとよい**でしょう．

また，保育園や幼稚園などでの集団の関わりから，友達を意識するようになるため，「○△ちゃん（くん）はこのお薬，いちごの味がするって言っていたけど，飲んでみて何の味がしたか教えてくれる？」と誘導してみると飲んでくれることがあります．

そのほかにも，「2つ（2回，2包など）ごっくんしようね」と，頑張る目安を安易な言葉で知らせることで，先が見通せるようになり，服薬を頑張ってくれます．

飲んだあとには，"おねえさん・おにいさん"といった自尊心をくすぐるワードを入れて，「さっすが～，おねえさん（おにいさん）になると違うね！すっごいね！できたね！」と大げさなくらい褒めます．

学童期

学童期になると物事を論理的に考えられるようになってくるため，**服薬の必要性を論理立てて説明する**必要があります．子どもの症状，薬にどんな効果があるのか，服薬するとどうなるのかなどを，具体的に順序立てて説明していきます．そのうえで，飲めそうかを聞きます．「飲めない」と答えた場合には，どうしたらの飲めるのか，飲めない理由は何なのかを探り，服薬できる方法やタイミングを一緒に考えて，**納得して服薬ができるようにしましょう**．錠剤が飲めるようになってくるため，散剤・シロップから錠剤への変更も可能になります．今までの服薬体験を保護者から聞き取り，事前に情報を得ておくと説明しやすくなります．これまでの服薬体験が嫌な体験だった場合には，以前と今回は違うことを理解してもらう必要があります．

これらはほんの一例であり対象となる子どもの性格，普段の行動を保護者から情報収集したり，自分で観察したりして，一人ひとりにあわせて対応していくことが重要です．

🍄 医薬品による誤飲

　子どもの事故のなかでも，誤飲は少なくありません．ここでは，小児の成長発達を踏まえ，医薬品による事故について説明します．

　6ヵ月頃には，寝返りをうったり，うつぶせ姿勢を保つようになり，目に入ったものに手を出すようになります．また，口の中に物を入れてなめる，噛む動作がみられるようになります．そのため，**6ヵ月頃から子どもの医薬品による誤飲事故が増えはじめます**[4, 5]．特にこの時期は，軟膏類などチューブ形態の薬の誤飲が多くなっています．

　8ヵ月頃では座位が可能となり，それにより子どもの視野は大きく広がります．9ヵ月頃からハイハイやつかまり立ちができるようになることで，さらに視界は広がり，行動範囲が増えます．また，母指を使って物を掴むといった微細行動ができるようになってくるため，**子どもの行動範囲に医薬品があると誤飲の原因**となります．

　医薬品による誤飲事故を防ぐには，乳幼児の手の届かない**床から1m以上の高さ（子どもが立って手を伸ばした高さ以上）**に医薬品を保管することが重要です．また，医薬品は，使用したらすぐに片付ける習慣をつけるなど，日頃から家庭内での環境整備が必要です．

文献 ————

1) 馬場一雄 監，原田研介 編：新版 小児生理学，3版，p.29-58，162-171，へるす出版，2011．

2) 小嶋 純：薬を飲むのが苦手な子ども / 保護者に飲食物との飲みあわせを指導する．薬局，73 (7)：1963-1968，2022．

3) 鈴木康之，長坂安子 監，小嶋純，米子真記 編：子どものくすり便利帳，p.2-25，南山堂，2022．

4) 消費者安全調査委員会：子どもによる医薬品誤飲事故に関する情報分析，消費者庁，2019．

5) 消費者安全調査委員会：消費者安全法第23条第1項の規定に基づく事故等原因調査報告書 子供による医薬品誤飲事故，消費者庁，2015．

● (参考) 中野綾美 編：小児看護学 (1) 小児の発達と看護 第4版，p.76-172，メディカ出版，2014．

● (参考) 筒井真優美 編，江本リナ，川名るり 編：小児看護学 第5版，p.37-72，日総研，2007．

● (参考) 菊野春雄 編著：乳幼児の発達臨床心理学，p.24-139，北大路書房，2016．

● (参考) 島﨑 学：誤飲・誤嚥を回避せよ！薬局，73 (7)：1969-1971，2022．

● (参考) 小嶋 純：服薬補助ゼリーの使いどころと注意点を説明する．薬局，73 (7)：1972-1975，2022．

● (参考) 藤田友紀：看護師は知っている「子どもの服薬トラブル」．薬局，73 (7)：1976-1979，2022．

小児科調剤で気をつけること

2 調剤をはじめる前に

　小児科調剤に限った話ではありませんが，処方箋を受け付けてから医薬品を交付するまでの一連の流れのなかで，「かんさ」と呼ばれる業務が2つあります．1つは「処方監査」であり，もう1つは「調剤薬鑑査」です．前者は処方内容を監督するので「監査」，後者は薬剤師のそろえた薬を別の薬剤師が鑑別するので「鑑査」，それぞれ別の字が用いられています．ここでは処方監査について解説します．

🍄 小児科の処方箋を応需したらどうする!?

　図に小児科の処方箋を応需した際の判断基準について示します[1]．

　この図にもあるように，小児科の処方箋を応需したときに注意すべきことの一つは，処方されている薬剤の**用法・用量が正しく記載されているかどうか**ということです．小児用量は基本的に当該薬剤の添付文書を基準にすることになりますが，その記

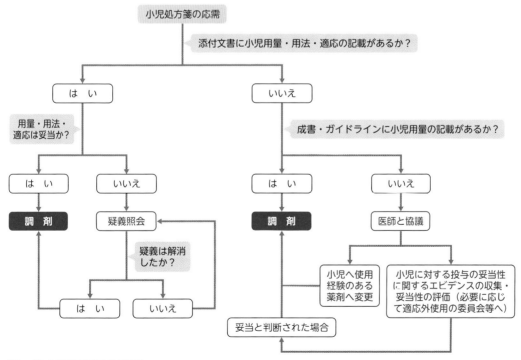

図　処方箋応需後の判断
（百 賢二 ほか：添付文書・処方箋を読む大事なポイントを押さえる！薬局，73（7）：14，2022 より）

載様式はさまざまです．例えば，体重あたりで量が規定されている薬剤もあれば，年齢ごとに量が規定されている薬剤もあります．また，その量が1回量で，1日の服用回数が記載されているものもあれば（「1回〇 mg/kg で1日3回服用する」のような記載），1日量が決められていてそれを分服するように記載されているものもあります（「1日△ mg/kg を3回に分けて服用する」のような記載）．さらに，例えばアシクロビル DS のように，同じ薬剤でも適応症ごとに異なる用量が設定されている場合もあります．このような薬剤が処方されている場合は，看護者から疾患についての情報を聞き出したうえであらためて処方監査する必要も出てくるでしょう．

　基本的に錠数やカプセル数を基準とする成人の処方に慣れてしまうと，小児科の処方監査の際におけるチェック事項はとても複雑に感じてしまうと思います．添付文書の読み間違いによって，思わぬ調剤過誤を引き起こしてしまう可能性もあります．唐突に小児科の処方箋を応需しても混乱しなくて済むように，普段からさまざまな小児用製剤の添付文書によく目を通しておくことも必要です．

　また，薬剤のなかには小児用量の規定されていないものもあります．その場合は書籍やガイドラインを参考にしたり，あるいは，一般的に使用されている小児用量を算出する計算式を使用して処方量と比較してみたりすることもあります．小児科の処方箋を頻繁に受け付ける薬局では，薬剤ごとに用量の早見表を作成し，調剤室の見やすい位置に掲示されていることがありますが，受付頻度の少ない薬局では，なかなかこのような対応は難しいと思います．本書だけでなく，小児薬用量に特化した書籍もいくつか出版されていますので，今後のために一冊準備しておいてもよいでしょう．

調剤 one point

おすすめ書籍

岡 明・木津純子 編『新 小児薬用量 改訂第9版』（診断と治療社）
甲斐純夫・加賀谷 肇・佐藤 透 監『実践 小児薬用量ガイド 第3版』（じほう）

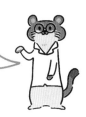

調剤の前に情報を収集しよう

 確認すること

- 体重（毎回）
  体重で小児用量が規定されている薬剤の処方監査に必要な情報です.
- 食物や薬のアレルギー（初回・久しぶりの来局時）
  初回に確認することはもちろん，久しぶりの来局時には，新たに判明したアレルギーがないかを聞きましょう.
- 既往歴（初回・久しぶりの来局時）
  初回に確認することはもちろん，久しぶりの来局時には，新たに罹った病気がないかを聞きましょう.
- のんでいる薬・OTC 医薬品，サプリメント（毎回）
  薬剤の重複，相互作用などの確認のため，毎回聞きます. おくすり手帳があれば，確認しましょう.
- 食事の形態
  薬をミルクで飲ませてもよいか，離乳食と混ぜてもよいか，などの質問をよく受けます. 服用上の注意を促す際に必要な情報です.
- 粉薬やシロップなどの服用経験
  初めてであれば，服薬指導時に服用方法などの指導が必要になります. 服用経験があっても，上手に服用できているか，苦労していることはないか，などを確認する必要があります. 吸入剤，坐剤，点鼻剤などについても同様です.
- きょうだいの有無
  外用剤などはきょうだいに流用されてしまうことがあります. 一方，内服薬は体重や年齢で服用量が決まっていることが知られているので，流用されるケースはあまり多くありません. きょうだいがいる場合は，本人以外に薬を使わないように伝えましょう.

　シロップ剤や粉薬を服用する年齢の小児は，体重など体の変化が大きい世代です. したがって，**体重の確認は毎回欠かすことができません**し，さまざまな食事に挑戦するなかでアレルギーが見つかることもあります. 数ヵ月ぶりに来局する患児については，アレルギーや既往歴も含めて必ずチェックしましょう.

　また，小児科調剤では，扱う剤形の種類も多彩なので，それぞれの製剤に応じた服薬方法や使用方法についての説明を行います. そのため，製剤の知識だけでなく，どのような食事をしているか，何時に食事をしているか，好き嫌いはないかなど，普段の生活についての情報が必要になってきます. 例えば，医薬品によっては特定の飲料や食べものと混ぜることによって苦みが発生してしまうものがあり，これまでの服用

方法から変えないといけない場合もあります.

　処方監査の段階で，処方量が明らかにその患児の年齢における標準体重に対する服用量よりも多い量で処方されている場合，疑義照会の対象になり得ます. しかし，実際に待合室で待機している患児本人を確認すると，なかなか立派な体格であったりすることもあるのです. もちろん，その後のどこかのタイミングで体重を確認する必要はありますが，処方箋の数字だけをみて，標準服用量に合わないと安易に疑義照会をしてしまう前に，一呼吸おいて，**自分の目で患児の姿を確認してみる**ことも必要です. ただし，医療機関側の入力ミスで，用量が通常量に比べて小数点が一桁異なる事例などもあり，そのような場合には迅速な疑義照会が必要です.

患児の体重・年齢はこう考える

　小児調剤に特徴的な監査事項は，やはり用量のチェックだと思います. その処方量が患児の体重に合ったものであるか否かを確認する必要があります. 処方箋に記載されている患児の生年月日などから年齢を割り出し，その年齢にあった標準体重を用います. 以下に**一般的な年齢（月齢）に対応する標準体重**を示します.

年　齢	0ヵ月	3ヵ月	6ヵ月	1歳	2歳	3歳	4歳	5歳	6歳
体　重	3kg	6kg	8kg	10kg	12kg	14kg	16kg	18kg	20kg

　もちろん，体重のデータは看護者や患児から直接聞き出すのが確実ですが，看護者によってはまったく把握していないこともあるので，注意が必要です. 体重計が備えられている薬局では，その場で体重を測定することもできますね.

　また，添付文書をみると，小児といっても月齢や年齢によってさまざまな定義があることがわかります. 例を示しますので覚えておくと便利です.

新生児：生後28日まで
乳児：生後12ヵ月まで
幼児：小学校入学前まで
小児：15歳未満

小児科調剤で気をつけること

3 小児用量が規定されている内服薬の処方監査

🍄 体重で小児用量が決まる薬

1日あたり，体重1kgあたりの力価で小児用量が規定されています．この場合は，**処方箋の1日量を体重で割った値**が規定量に見合っているかどうかで処方の適宜を判断できます．

📋 添付文書の記載

▶ クラリスロマイシンドライシロップ10%

通常，小児にはクラリスロマイシンとして**1日体重1kgあたり10～15mg（力価）**を2～3回に分けて経口投与する．

では，実際に処方監査の計算をしてみましょう．

処方例

▶ クラリスロマイシンドライシロップ10%　1回70mg（1日120mg）（力価）

1日3回　毎食後

体重17.5kgの患児の場合　（70mg × 3回）÷ 17.5kg ＝ 12mg

1日量

以上の計算式より，処方箋に記載の用量は体重1kgあたりの1日の力価が12mgという結果になりました．添付文書に記載されている力価は10～15mgなので，今回の処方箋は適切な用量であることがわかります．

表記の違いに気をつけよう①

📋 添付文書の記載

▶ カルボシステインドライシロップ50%

通常，幼・小児にカルボシステインとして**体重kg当たり1回10mg（本剤0.02g）**を用時懸濁し，1日3回経口投与する．

クラリスロマイシンドライシロップの表記と，どこが違うでしょうか．よくみると，1日量ではなく，1回量で小児用量が規定されています．このように，添付文書

に記載されている小児用量が 1 日量なのか，あるいは 1 回量なのかを見極めて処方監査を実施することがとても重要です．

そのほかに混同しやすいものとして，記載されている数字が製剤量なのか，力価（成分量）なのかを認識することも大事です．上記のカルボシステインドライシロップでは，「1 回 10 mg（本剤 0.02 g）」のように力価（10 mg）と製剤量（0.02 g）が両方記載されている場合もありますが，すべての添付文書で併記されているわけではありません．ついでにいうと，処方箋の記載方法も製剤量の場合と力価の場合がありますので注意が必要です．

表記の違いに気をつけよう②

📋 添付文書の記載

▶ プロカテロールドライシロップ 0.01％

6 歳以上の小児にはプロカテロール塩酸塩水和物として 1 回 25 μg（ドライシロップとして 0.25 g）を 1 日 1 回就寝前ないしは 1 日 2 回，朝及び就寝前に用時溶解して経口投与する．

6 歳未満の乳幼児にはプロカテロール塩酸塩水和物として 1 回 1.25 μg/kg（ドライシロップとして 0.0125 g/kg）を 1 日 2 回，朝及び就寝前ないしは 1 日 3 回，朝，昼及び就寝前に用時溶解して経口投与する．

この薬は，ある年齢を境にして小児用量の規定方法が異なっています．この医薬品の場合は 6 歳未満の乳幼児に対しては，体重あたりの用量が規定されていますが，6 歳以上の小児では用量が統一されます．服用回数に関しても若干異なっていますので要注意です．

ただし書きに注目しよう

📋 添付文書の記載

▶ プランルカストドライシロップ 10％

小児にはプランルカスト水和物として 1 日量 7 mg/kg（ドライシロップとして 70 mg/kg）を朝食後および夕食後の 2 回に分け，用時懸濁して経口投与する．（中略）ただし，プランルカスト水和物として成人の通常の用量である 450 mg/日（ドライシロップとして 4.5 g/日）を超えないこと．

▶ オセルタミビルドライシロップ 3％

オセルタミビルとして以下の 1 回用量を 1 日 2 回，5 日間，用時懸濁して経口投与する．ただし，1 回最高用量はオセルタミビルとして 75 mg とする．

幼小児の場合：2 mg/kg（ドライシロップ剤として 66.7 mg/kg）

　小児の体重が，プランルカストの場合は 64.3 kg（成人量 450 mg ÷ 体重あたり用量 7 mg），オセルタミビルの場合は 37.5 kg（成人量 75 mg ÷ 体重あたり用量 2 mg）を上回ってしまうと，計算上の小児用量が成人量を超えてしまうことがわかります．そのため，添付文書にただし書きが記載されていることがあり，これは成人量を超えた量での交付を防止するための一文です．

　特に**小学生以上の場合**で，処方箋に記載されている用量が成人量を超えていないかどうかをチェックするようにしましょう．処方されている力価が錠剤（カプセル剤）で何錠（何カプセル）分に相当するのかを考えると，比較的判断がしやすいと思います．

年齢で小児用量が決まる薬

　体重ではなく，年齢で小児用量が規定されている薬もあります．

📋 添付文書の記載

▶ チペピジン散 10%
小児には，チペピジンヒベンズ酸塩として 1 日**1 歳未満**5 〜 20 mg，**1 歳以上 3 歳未満**10 〜 25 mg，**3 歳以上 6 歳未満**15 〜 40 mg を 3 回に分割経口投与する．

▶ クレマスチンドライシロップ 0.1%
幼小児の 1 日用量
1 歳以上 3 歳未満：0.4 g，3 歳以上 5 歳未満：0.5 g，5 歳以上 8 歳未満：0.7 g，8 歳以上 11 歳未満：1.0 g，11 歳以上 15 歳未満：1.3 g

▶ ロラタジンドライシロップ 1%
通常，**3 歳以上 7 歳未満**の小児にはロラタジンとして 1 回 5 mg（ドライシロップとして 0.5 g），**7 歳以上**の小児にはロラタジンとして 1 回 10 mg（ドライシロップとして 1 g）を 1 日 1 回，食後に用時溶解して経口投与する．

　この形式は，**比較的古くから用いられている薬**や**抗アレルギー薬**に多いようです．このパターンでの処方監査は体重で計算するものと比べると容易ですが，患児の体重があまりにも標準体重からかけ離れている場合などは注意が必要となります．また，この場合においても規定量が 1 日量なのか，1 回量なのかを確認する必要があります．

小児科調剤で気をつけること

4 小児用量が規定されていない内服薬の処方監査

体重や年齢で小児用量が規定されていない薬もあります．このような場合は，小児服用量を算出する計算式を用いますが，計算式にはさまざまな種類があります．

 ## 小児用量を求める計算式

Von Harnack 表

成人量に対して以下の量を投与します．

月齢・年齢	未熟児	新生児	3ヵ月	6ヵ月	1歳	3歳	7歳半	12歳
割 合	1/10	1/8	1/6	1/5	1/4	1/3	1/2	2/3

　この表では年齢（月齢）ごとの成人量に対する割合が設定されており，そこから小児服用量を算出します．非常に簡便に算出できますが，年齢（月齢）の区切りが大雑把なため，患児によっては判断に困ることもあるかもしれません．

Crawford の式

$$小児服用量 = \frac{成人量 \times 体表面積（m^2）}{1.73}$$

（※体表面積（m^2）＝体重（kg）$^{0.425}$ × 身長（cm）$^{0.725}$ × 0.007184）

　この式は患児の体表面積を基準にして小児服用量を算出するものです．最も適確な値の算出が期待されますが，算出に体重と身長の情報が必要なうえ，計算も複雑なため，薬局で活用するには難しいかもしれません．

Augsberger の式

$$小児服用量 = \frac{（年齢 \times 4）+ 20}{100} \times 成人量$$

　算出に必要な情報は年齢のみでよく，計算式も複雑ではないため，一般的に使用されている式といえるでしょう．

Young の式

$$小児服用量 = \frac{年齢}{12 + 年齢} \times 成人量$$

　Augsberger の式と同様，算出に必要な情報は年齢のみで，計算式も複雑ではありません．ただし，数値が若干低めに出る傾向があり，今はあまり使われていません．

Clark の式

$$小児服用量 = \frac{体重（ポンド）}{150} \times 成人量$$

（※ 1 ポンド = 0.454 kg）

　算出に必要な情報は体重ですが，式をみるとわかるとおり，体重の単位をポンドに換算しなければいけません．

実際に計算してみよう

　小児患者に対して下記の処方箋が発行された場合，処方量が妥当かどうか，これらの計算式を用いて評価してみましょう．

患者情報
3 歳，体重 14 kg，身長 95 cm

処方例
▶ シプロヘプタジン散 1%　1 回 3 mg（1 日 9 mg）（力価）　分 3 毎食後　5 日分

成人量
シプロヘプタジン塩酸塩として，通常成人 1 回 4 mg を 1 日 1 ～ 3 回経口投与する．なお，年齢，症状により適宜増減する．

　それぞれの表・式により求められた 1 回あたりの服用量は，次の通りです．

- Von Harnack 表：$4 \times 1/3 = 1.33$ (mg)
- Crawford の式：$(4 \times 0.599) / 1.73 = 1.38$ (mg)
  体表面積：$14^{0.425} \times 95^{0.725} \times 0.007184 = 0.599$ (m^2)
- Augsberger の式：$\{(3 \times 4 + 20) / 100\} \times 4 = 1.28$ (mg)
- Young の式：$3 / (12 + 3) \times 4 = 0.8$ (mg)
- Clark の式：$(30.84 / 150) \times 4 = 0.82$ (mg)
  体重換算：$14 \div 0.454 = 30.84$ (ポンド)

　処方量は 1 回 3 mg ですので，いずれの計算値と比較しても倍以上ということになり，疑義照会が必要です．小児服用量の規定がない医薬品の処方箋を受けることもあり得ますので，その場合は焦らずに，これらの式での計算結果を根拠に処方の妥当性を判断してください．

 ## 漢方薬の小児用量

　漢方エキス製剤の適切な小児用量は決まっていません．処方の際には体表面積に近い Von Harnack 表の換算表を使用する医師もいれば，体重 1 kg あたり 0.1 〜 0.2 g/kg/日（分 3）で投与する医師もいます．また，旧厚生省薬務局監修の『一般用漢方処方の手引き』によれば，成人量に対する割合として**表**を小児用量の標準とするとされているので，これを利用する医師もいます．ただし，いずれの場合でも，漢方薬で起きる有害事象の多くは漫然とした長期投与によるものですので，1 回量については厳密でなくてもよいとの報告もあります．そのため，薬歴などでこれまでの用量について確認することも重要です．

表　漢方薬の小児量の標準

年　齢	2 歳未満	2 〜 4 歳未満	4 〜 7 歳未満	7 〜 15 歳未満
割　合	1/4 以下	1/3	1/2	2/3

小児科調剤で気をつけること

5 外用剤の処方監査

 坐剤の小児用量

　全身作用型の外用剤の場合は，体重や年齢に沿った使用量が定められています．小児科調剤で全身作用型の外用剤として汎用されるのは坐剤です．なかでも小児に対して用いられるのは解熱薬，吐き気止め，けいれん予防薬です．

📋 添付文書の記載

▶ アセトアミノフェン坐剤（解熱薬）50 mg・100 mg・200 mg
　通常，乳児，幼児及び小児にはアセトアミノフェンとして，**体重1 kgあたり1回 10 〜 15 mg**を直腸内に挿入する．投与間隔は4 〜 6時間以上とし，**1日総量として 60 mg/kgを限度**とする．なお，年齢，症状により適宜増減する．ただし，成人の用量を超えない．

▶ ドンペリドン坐剤（吐き気止め）10 mg・30 mg
　3才未満の場合，通常ドンペリドンとして**1回10 mg**を1日2 〜 3回直腸内に投与する．3才以上の場合，通常ドンペリドンとして**1回30 mg**を1日2 〜 3回直腸内に投与する．なお，年齢，体重，症状により適宜増減する．

▶ ジアゼパム坐剤（けいれん予防薬）4 mg・6 mg・10 mg
　通常，小児にジアゼパムとして**1回0.4 〜 0.5 mg/kg**を1日1 〜 2回，直腸内に挿入する．なお，症状に応じて適宜増減するが，**1日1 mg/kgを超えない**ようにする．

　いずれも，体重あたりの使用量または年齢による使用量が明記されています．監査の考えかたや計算は，内服薬のときと同様です．体重あたりの使用量が正しいかどうか，年齢で規定される場合は患児の体重が標準体重からかけ離れていないかを確認しましょう．

　また，坐剤は複数の規格が整備されていますが，計算上の使用量が中途半端になってしまった場合には1回1/2本や1回2/3本などの分割使用となる場合もあります．分割使用については処方箋にその指示が明記されていますが，薬局で分割はせず整数本で交付し，使用時に看護者に分割してもらうことになります．

貼付剤の小児用量

全身作用型の貼付剤で，気管支喘息や急性気管支炎などに用いられるツロブテロールテープでは，年齢によって使用量が定められています.

添付文書の記載

▶ ツロブテロールテープ　0.5mg・1mg・2mg

小児にはツロブテロールとして **0.5〜3才未満** には 0.5mg，**3〜9才未満** には 1mg，**9才以上** には 2mg を 1 日 1 回，胸部，背部又は上腕部のいずれかに貼付する.

6ヵ月〜3歳未満の患児に 1mg 製剤や 2mg 製剤を貼付すると，心悸亢進，振戦，嘔吐などが発生する可能性は否めません.患児の年齢に適正な用量の製剤が使用されているかどうか，確認する必要があります.また，9歳以上は成人量と変わらないため，はじめて 2mg 製剤を使用する患児に対し，使用後に副作用が現れていないかどうかの確認が必要です.

 ## 吸入剤の小児用量

局所性製剤であっても年齢で使用量が規定されている薬や，年齢での区分はないものの，成人量と小児量で明確に区別されている薬があります.処方箋での使用方法や使用回数に関する記載が小児の規定量に適合しているかどうかは必ずチェックする必要があります.

添付文書の記載

▶ ラニナミビルオクタン酸エステル吸入粉末剤 20mg

10 歳以上：ラニナミビルオクタン酸エステルとして 40mg を単回吸入投与する.
10 歳未満：ラニナミビルオクタン酸エステルとして 20mg を単回吸入投与する.

▶ キュバール 50 エアゾール / キュバール 100 エアゾール

成人には，通常 1 回 100μg を 1 日 2 回口腔内に噴霧吸入する.
小児には，通常 1 回 50μg を 1 日 2 回口腔内に噴霧吸入する.

小児科で扱う製剤の調剤方法

1 粉薬の調剤

秤取量の計算方法

　　ここでは，薬局でいきなり小児科の処方箋を受けた場合，混乱することの多い粉薬の秤取量の計算方法について解説します．秤取量を計算する際は，処方箋の記載が「**製剤量表示**」なのか，それとも「**成分量表示**」なのかを見極めることが重要です．

製剤量から秤取量を求めよう

　　製剤量表示の処方箋の場合，1日量に処方日数をかけて秤取量を求めます．

📋 処方例1

1）クラリスロマイシンドライシロップ小児用 10%　1回 0.5 g（1日 1.5 g）（製剤量）

分3　毎食後　5日分

2）シプロヘプタジン塩酸塩水和物散 1%　1回 0.13 g（1日 0.4 g）（製剤量）
　チペピジンヒベンズ酸塩散 10%　1回 0.13 g（1日 0.4 g）（製剤量）
　カルボシステインドライシロップ 50%　1回 0.27 g（1日 0.8 g）（製剤量）
（混合）　　　　　　　　　　　　　　　　　　　　分3　毎食後　5日分

　　実際に**処方例1**を用いて製剤の秤取量を求めると，以下のような計算式と値になります．

	1日量		処方日数		
1）クラリスロマイシンドライシロップ小児用 10%	1.5 g	×	5	=	7.5 g
2）シプロヘプタジン塩酸塩水和物散 1%	0.4 g	×	5	=	2.0 g
チペピジンヒベンズ酸塩散 10%	0.4 g	×	5	=	2.0 g
カルボシステインドライシロップ 50%	0.8 g	×	5	=	4.0 g
					↓
				2）の総量	8.0 g

成分量から秤取量を求めよう

　成分量（力価）表示の処方箋は，一般的に「mg」や「μg」などの単位で表示されています．そのため，製剤量表示の場合よりも計算の行程が増え，成分量と製剤の主成分濃度から，製剤量を算出しなければなりません．

 計算方法

❶主成分濃度（質量パーセント）から主成分の量を算出し，単位を g にそろえる（表）

表　固形剤の質量パーセント（w/w%）変換表

主成分濃度	計算式	製剤 1g 中の主成分含量
100%	1.0g × 100/100	1.0g（1,000mg）
10%	1.0g × 10/100	0.1g（100mg）
1%	1.0g × 1/100	0.01g（10mg）
0.1%	1.0g × 0.1/100	0.001g（1mg）
0.01%	1.0g × 0.01/100	0.0001g（0.1mg）
0.001%	1.0g × 0.001/100	0.00001g（0.01mg）

❷処方箋に記載されている成分量と，❶で算出した主成分量から 1 日製剤量を求める

　　1 日分の成分量（mg）÷ 製剤 1g 中の成分量（mg/g）＝ <u>1 日製剤量（g）</u>
　　　　　　　　　　　　　　　　　　　　　　　　　　　　　　　　　　単位に注意！

❸❷で得られた 1 日製剤量から処方日数分の秤取量を求める

　　1 日製剤量（g）× 処方日数 ＝ 秤取量（g）

　実際に，**処方例 2** を用いて秤取量を求めてみましょう．

📋 処方例 2

1）クラリスロマイシンドライシロップ小児用 10%　1 回 50mg（1 日 150mg）（力価）
　　　　　　　　　　　　　　　　　　　　　　　　　　分 3　毎食後　5 日分

2）シプロヘプタジン塩酸塩水和物散 1%　1 回 1.33mg（1 日 4mg）（力価）
　チペピジンヒベンズ酸塩散 10%　1 回 13.3mg（1 日 40mg）（力価）
　カルボシステインドライシロップ 50%　1 回 133mg（1 日 400mg）（力価）
　　　　　　　　　　　　　　　　　　　　　　　　　　分 3　毎食後　5 日分

　まず，用量の単位が製剤量表記と異なりミリグラムになっているのがわかります．ここで製剤の主成分濃度に着目してみます．粉薬では，商品名に主成分濃度が示されています．ここでの「%」は重量パーセント（w/w%）であり，製剤 100g 中に存在す

る主成分のグラム数と定義されます．クラリスロマイシンドライシロップを例に，製剤量と成分量の関係をみていきましょう．

▶ クラリスロマイシンドライシロップ小児用 10%
➡製剤 100 g 中に 10 g の主成分
➡製剤 1 g 中に 0.1 g（100 mg）の主成分 = 100 mg/g

これで製剤量の単位である g と，成分量の単位である mg の関係性が明らかになりました．あとは，処方箋の 1 日の成分量（mg）を製剤 1 g 中の成分量（mg/g）で割れば，1 日の製剤量（g）が算出されることになります．実際に計算してみると，次のような式になります．

計算式　 1日の成分量　　製剤1g中の成分量　　1日の製剤量
　　　　　150 mg　÷　100 mg/g　=　1.5 g

以上の計算から得られた値を用いて，**処方例 2** の秤取量を算出すると，以下のようになります．

　　　　　　　　　　　　　　　　　　　　　　　　1日量
1) クラリスロマイシンドライシロップ小児用 10%　1.5 g × 5 日分 = 総量 7.5 g

2) シプロヘプタジン塩酸塩水和物散 1%　　　　　　0.4 g
　チペピジンヒベンズ酸塩散 10%　　　　　　　　　0.4 g × 5 日分 = 総量 8.0 g
　カルボシステインドライシロップ 50%　　　　　　0.8 g

通常，粉薬における 1 日の製剤量は，**小数点以下第一位で割り切れる数字**に収まることがほとんどです．もし，成分量表示の処方箋で製剤量を算出したときに 1 日量がきれいに割り切れない場合は，どこかの過程で計算を誤っている可能性が高いです．

粉薬の混合

粉薬を混合して処方すると，複数の薬を一度に服用できるというメリットがあります．粉薬の混合指示がある処方箋は小児科から頻繁に発行されているため，小児調剤では必須の技術になります．

乳鉢・乳棒の使い方

粉薬の混合は乳鉢・乳棒を用いるのが一般的です．現在は円盤型分包機が普及し，製剤を混合する機会は減少していますが，複数の粉薬を混合するよう指示された処方

箋であれば，1剤ごとにヘラで均してマスへ落とす，いわゆる数度撒きよりも，あらかじめ乳鉢・乳棒で混合した製剤をヘラで一度だけ均して分包するほうが効率的です．また，「分 3, 4 日分（12 包）」「分 2, 7 日分（14 包）」程度の分包数であれば，Ｖ マス型のほうが素早く調剤できます．

　粉薬の混合を効率よく行うためには，手の動かし方と乳棒の回転数がポイントになります．

 混合のコツ

手の動かし方
• 乳鉢を持ったほうの手を左右に揺らしながら，乳棒で攪拌する（**図 1**）

乳棒の回転数
• 時計回りに 10 回転，反時計回りに 10 回転を各 3 回ずつ繰り返す[1]
• 回数が多ければ多いほど混合が進むわけではなく，一定以上から過混合となるため混ぜすぎには注意する

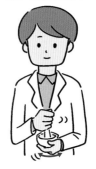

図 1　乳棒・乳鉢による混合

粒度が異なる粉薬の混合は？

　散剤や細粒剤は比較的製剤間の粒度分布がそろっていますが，ドライシロップ剤は製剤によって粒度分布が異なります[2]．近年はドライシロップ剤がよく使われ，散剤や細粒剤とドライシロップ剤，あるいはドライシロップ剤同士の混合を指示する処方が頻繁にみられます．乳鉢・乳棒で混合する際，**製剤同士の粒度分布が近いほど，混合性が良好**です．

　粉薬の混合を指示された処方箋を受け付けたとき，それぞれの粒度分布パターンをその都度調べることは非現実的です．処方箋に記載されている製剤の剤形に着目し，散剤や細粒剤のみで構成されていれば，乳鉢・乳棒による混合を検討してみるのもよいかもしれません．また散剤・細粒剤以外にドライシロップ剤が含まれている場合は，**混合した散剤・細粒剤とドライシロップ剤の二度撒き**を検討するとよいでしょう．このような意識をもつだけでも調剤の正確性は格段に増します．

粉薬の賦形

　処方された粉薬の秤取量があまりにも少ない場合，少しの分包誤差が薬効に影響を与えてしまうことも考えられます．その場合，分包誤差を軽減するため，乳糖やトウ

モロコシデンプンなどの賦形剤を用い，かさ増しして分包することがあります．

賦形を行うルールは薬局によってさまざまですが，**1 回服用量で規定される**のが一般的です．例えば「1 回服用量が規定量に満たない場合」などです．規定量はそれぞれの薬局の調剤内規で定められているので，製剤量が少ない処方箋を受けたら確認しましょう．賦形には，大きく分けて 2 種類の方法があるため，**処方例 3** を用いて解説します．

📋 **処方例 3**

▶ ロートエキス散 10%　1 回 0.1 g（1 日 0.3 g）（製剤量）　分 3　毎食後　5 日分

---

1 回服用量を規定量にそろえる方法

1 回服用量が一律になるように賦形したい場合に用いる方法です（**図 2**）．1 回服用量を 0.3 g と規定した場合，1 日服用量が 0.9 g となるので，**処方例 3** では 1 日 0.6 g，合計 3.0 g の賦形剤を添加して混合し，15 包に分包します．

計算式

$$\overset{\text{規定量}}{(0.3\,g} - \overset{\text{製剤量}}{0.1\,g)} \times \overset{\text{服用回数}}{3\,回} \times \overset{\text{処方日数}}{5\,日分} = 3.0\,g$$

この賦形方法は計算が少し複雑ですが，1 包分（すなわち 1 回分）の重量が規定量で統一されるため，調剤薬鑑査が簡便になります．一方で，**製剤量が実測値に反映されない**ので，製剤量と賦形剤量の記録を確実に残しておきましょう．

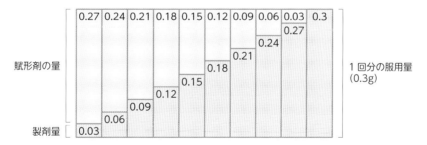

図 2　服用量を規定量にそろえる方法

規定量の賦形剤を一律に添加する方法

1 回製剤量が規定量に満たない場合に，製剤量にかかわらず一律の量を添加して賦形する方法です（**図 3**）．1 回製剤量が 0.3 g 以下のとき，一律に 0.3 g を添加する場合，処方例 3 では，1 日あたり 0.9 g の賦形剤を添加して混合し，15 包に分包します．

計算式
規定量　服用回数　処方日数
0.3g × 3回 × 5日分 = 4.5g

この場合，1回服用量は 0.4g（製剤 0.1g + 賦形剤 0.3g）となり，製剤量が実測値に反映されるため，**鑑査時に理論値と実測値との比較が可能**です．賦形剤量の計算も簡単なので，優れた方法ですが，処方内容によっては1回服用量が多くなってしまいます．

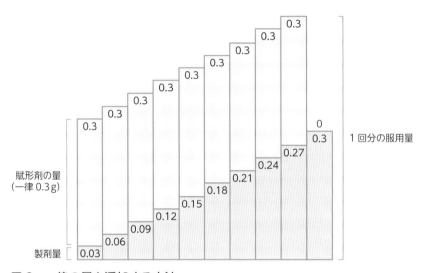

図3　一律の量を添加する方法

賦形剤の種類

　賦形剤としては乳糖が用いられるのが一般的です．乳糖は粉末，結晶および倍散用結晶が販売されており，混合する製剤の性質によって使い分けられています．

- **粉末**：粒度が細かく，充てん性，流動性に劣るが，倍散を調製したときの主成分の均一性維持に優れている
- **結晶（CF）**：粒度が粗く，充てん性，流動性に優れているが，主成分の均一性維持に難がある
- **倍散用結晶（EFC）**：粉末レベルの粒子と結晶レベルの粒子が約1：4の割合で含まれ，粉末と結晶の中間の性質を有している

　乳糖との相互作用が知られている薬（イソニアジド，アミノフィリンなど）では，トウモロコシデンプンやバレイショデンプンなどが用いられます．また，乳糖不耐症の患者に乳糖の使用は不適切とされていますが，乳糖を含む製剤などで摂取量が増加しても，下痢症状の発症に影響する可能性は低いことが報告されています[3]．

🍄 粉薬の調剤薬鑑査

確認事項

A 分包数の確認

分包数を効率よく確認する際のコツは，調剤薬を1日の服用回数分ごとに折りたたむことです（**図4**）．分2の場合は2包ずつ，分3の場合は3包ずつです．あとは，日数を確認すれば分包数の確認と同義になります．特に長期処方の際に有効です．

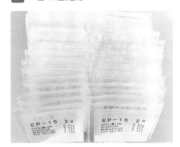 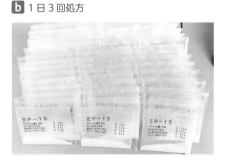

a 1日2回処方　　**b** 1日3回処方

図4　分包の折りたたみ方

B 破損，漏れ，異物の有無

分包機から切り離すときなどに分包紙が破損してしまうケースが多くみられます．

また，ホコリや直前に分包した薬が紛れていないかを確認します．ここで異物を発見できずに通過してしまうと，交付後に患者側から指摘を受けることにもなります．異物が患者に健康被害をもたらす可能性は低いと思われますが，ゼロではありません．看護者の視点に立った場合，破損や異物の混入した薬を患児に服用させることほど不安なことはないでしょう．**薬局と患者側との信頼関係の維持**という観点からも異物のチェックは慎重に行ってください．

C 均一性の確認

調剤薬の両端を両手でつまんで広げ，少し斜めにして各包内の粉薬で直角三角形を作ります（**図5**）．三角形の大きさが包ごとに極端にバラついていなければ，均一であ

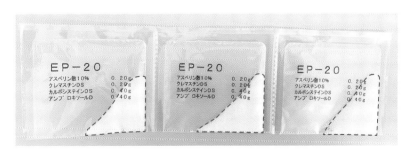

図5　均一性の定性的確認

るとみなします．もちろん定性的な評価になるので，確実な方法とはいえません．分包数が比較的少なく，TDM 対象薬などでなければ，この方法で均一性を確認するケースは多いです．より確実に均一性を確認したければ，1 日分ごとに切り離して重量鑑査をします．

D 調剤薬の定性的確認

　製剤によっては特徴的な色，においなどを有しているものもあります．調剤薬鑑査時には，そのような製剤独特の性質の有無を確認します．また，混合したすべての製剤が白色であれば，調剤薬の色の有無を確認するだけでも十分に定性的な鑑査となります．

E 調剤薬の定量的確認

　ポイントは，全体量，1 日量，誤差範囲です．誤差範囲を設定し，全体量あるいは1 日量が誤差範囲内に入っているかどうかを確認します．誤差範囲の設定は薬局によって異なりますが，全体量 ± 5%，1 日量 ±10% 程度に設定されていることが一般的です．もちろん TDM 対象薬などの場合はその基準が厳しく設定されている場合もあります．分包数が比較的少ない場合は全体量のみを鑑査し，前述のように定性的な均一性のチェックを行います．

調剤薬鑑査の計算（全体量）

処方例 4

1）シプロヘプタジン塩酸塩水和物散 1%　　1 回 0.13 g（1 日 0.4 g）（製剤量）

　　　　　　　　　　　　　　　　　　　　　　　1 日 3 回　毎食後　5 日分

　チペピジンヒベンズ酸塩散 10%　1 回 0.13 g（1 日 0.4 g）（製剤量）

　カルボシステインドライシロップ 50%　1 回 0.27 g（1 日 0.8 g）（製剤量）

　　　　　　　　　　　　　　　　　　　　　　　1 日 3 回　毎食後　5 日分

　処方例 4 の調剤薬の総重量が分包紙を含めて 15.1 g であった場合，この値は適正でしょうか．ここでは分包紙の重量を 3 包で 1.3 g（5 日分 6.5 g），誤差範囲を ± 5% と設定し，実際に調剤鑑査をしてみます．

　1 日製剤量の和は 1.6 g なので，5 日分の理論値は 8.0 g になります．これらの数字を用いて誤差範囲を算出します（**図 6**）．

　調剤薬の分包紙を含めた全体量は 15.1 g なので，この調剤薬は残念ながら範囲外という判定になります．

　ここで気をつけたいのは鑑査の対象はあくまで全体量であるということです．個々の製剤がそれぞれの処方量どおりに秤量されているのかどうかを検証することはできません．言い方を換えれば，たまたまどこかで帳尻があっていれば，この鑑査手順では誤りを見抜けない可能性が高いということになります．近年は粉薬の自動鑑査シス

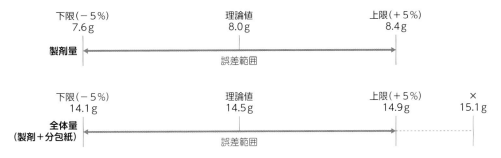

図 6　製剤量と全体量の誤差範囲

テムを採用する薬局が増えており，個々の製剤の秤取量の記録をプリントアウトして残すことが一般的になっています．**処方例 4** のような複数製剤の混合剤を鑑査する際には，全体量だけでなく個々の製剤の秤取量についても確実にチェックしましょう．

調剤薬鑑査の計算（全体量と 1 日量）

処方例 5

1）プランルカストドライシロップ 10%　1 回 0.5 g（1 日 1.0 g）（製剤量）

1 日 2 回　朝夕食後　30 日分

処方例 5 の場合は長期処方なので，全体量のほかに 1 日量のチェックも実施します．調剤薬の総量は，分包紙を含めて 54.0 g，それぞれの 1 日量は，分包紙を含めて最小値が 1.75 g，最大値が 1.85 g でした．分包紙の重量は 2 包で 0.8 g（30 日分24 g），誤差範囲は全体量が ± 5%，1 日量は ± 10% とします．

この処方薬の 1 日量は 1.0 g なので，30 日分の理論値は 30.0 g になります．これらの数値を用いて，まず全体量の鑑査を行います（**図 7**）．

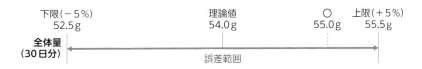

図 7　全体量の誤差範囲（長期処方）

調剤薬の分包紙を含めた全体量は 54.0 g なので，この調剤薬は範囲内の判定になります．

次に 1 日量の確認です．総数が少ない場合は直角三角形を作って均一性を定性的に確認する方法もありますが，今回のように 60 包もある場合では 10 日分ごとなど細かく切って確認しなければならず，あまり現実的ではありません．ここでは，1 日

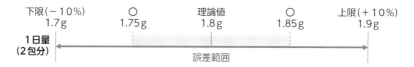

下限（−10％）　　　○　　　　理論値　　　　○　　　上限（＋10％）
1.7g　　　　　1.75g　　　　1.8g　　　　1.85g　　　　1.9g

1日量
（2包分）

誤差範囲

図8　1日量の誤差範囲（長期処方）

分（2包）ごとの調剤薬鑑査を実施して均一性を判断します（**図8**）.

　実測値は，1日分が1.75g～1.85gの範囲内だったため，今回の調剤薬は全体量，および1日量（均一性）ともに問題なく患者に交付できるということになります.

　ここまで，粉薬の調剤薬鑑査について解説しました. 処方のパターンによって鑑査方法や基準が異なりますが，薬剤の特性などに応じて適切な鑑査の規定を設定しましょう.

**調剤
one point**

Vマス型分包機で分包した場合，分包数が多い場合は，薬剤師の癖にもよりますが，両端の数日分は少し偏る傾向があります. そこで，最初と最後の1日分を鑑査し，いずれも誤差範囲内であればすべてが均一であるとみなす方法もあります. これを「前後鑑査」といいます.

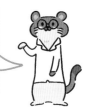

文献

1) 中村 均ほか：散剤の混合度に及ぼす混和条件の定量的解析I. 病院薬学，23（4）：305-311，1997.

2) Yamamoto Y, et al.：Evaluation of the degree of mixing of combinations of dry syrup, powder and fine granule products in consideration of particle size distribution using near infrared spectrometry. Chem Pharm Bull, 60（5）：624-631, 2012.

3) 草村把奈ほか：製剤中に含まれる乳糖の乳糖不耐症患者に及ぼす影響に関する検討. 日小児臨薬理会誌，32（1）：223-227，2019.

小児科で扱う製剤の調剤方法

2 シロップ剤の調剤

　シロップ剤は他剤との混合で処方されるケースが大半だと思います．シロップ剤は主成分のほかに，増粘剤，保存剤などのさまざまな添加物が含まれており，粉薬と比較して，混合後に主成分同士，主成分と添加物，添加物同士などの分子が衝突する確率が高く，何らかの相互作用が生じやすいことが懸念されます[1]．そもそもシロップ剤をはじめとする医薬品は，**他剤と混合されることを前提に製造されていません**が，製剤によってはインタビューフォームで他剤との混合による相互作用が記載されているものもあるので必要に応じて参考にしましょう．

　また，3種類以上のシロップ剤を混合するケースも多く，混合比率もさまざまです．進行速度が高い反応もあれば，ゆっくり進行する反応もあるでしょう．シロップ剤を混合後，相互作用が生じていないことを示すエビデンスは存在しないため，混合して交付する際は，**相互作用が生じているかもしれない状態**であることを認識しておくべきでしょう．

秤取量の計算方法

製剤量から秤取量を求めよう

　製剤量表示の処方箋の場合，1日量に処方日数をかけて求めます．シロップ剤の製剤量の単位は「mL」です．

📋 **処方例 6**

1) チペピジンヒベンズ酸塩シロップ 0.5%　1回2mL（1日6mL）（製剤量）
　 シプロヘプタジン塩酸塩シロップ 0.04%　1回2.33mL（1日7mL）（製剤量）
　 アンブロキソール塩酸塩シロップ小児用 0.3%　1回1.33mL（1日4mL）（製剤量）
　　　　　　　　　　　　　　　　　　　　　　　　　　　　分3　毎食後　3日分

　実際に**処方例 6**を用いて秤取量を求めると，以下のような計算式と値になります．

	1日量		処方日数		
1) チペピジンヒベンズ酸塩シロップ 0.5%	6mL	×	3	=	18mL
シプロヘプタジン塩酸塩シロップ 0.04%	7mL	×	3	=	21mL
アンブロキソール塩酸塩シロップ小児用 0.3%	4mL	×	3	=	12mL

↓

総量 51mL

成分量から秤取量を求めよう

　　成分量表示の処方箋は，一般的に「mg」や「μg」などの単位で表示されています．シロップ剤の場合でも，粉薬と同様に成分量と製剤の主成分濃度から製剤量を算出しなければなりません．

 計算方法
. . . .

❶ 主成分濃度から主成分の量を算出し，単位を mg にそろえる（**表**）

表　シロップ剤の重量 / 体積パーセント（w/v%）変換表

主成分濃度	重量 / 体積パーセント	製剤 1 mL 中の成分量
100%	100 g/100 mL	1,000 mg
10%	10 g/100 mL	100 mg
1%	1 g/100 mL	10 mg
0.1%	0.1 g/100 mL	1 mg
0.01%	0.01 g/100 mL	0.1 mg
0.001%	0.001 g/100 mL	0.01 mg

❷ 処方箋に記載されている成分量と，❶で算出した主成分量から 1 日製剤量を求める

　　1 日分の成分量（mg）÷ 製剤 1 mL 中の成分量（mg/mL）＝ <u>1 日製剤量（mL）</u>
　　　　　　　　　　　　　　　　　　　　　　　　　　　　単位に注意！

❸ ❷で得られた 1 日製剤量から処方日数分の秤取量を求める

　　1 日製剤量（mL）× 処方日数＝秤取量（mL）

　　実際に，**処方例 7** を用いて秤取量を求めてみましょう．

📋 処方例 7

1）チペピジンヒベンズ酸塩シロップ 0.5%　1 回 10 mg（1 日 30 mg）（成分量）
　　シプロヘプタジン塩酸塩シロップ 0.04%　1 回 0.93 mg（1 日 2.8 mg）（成分量）
　　アンブロキソール塩酸塩シロップ小児用 0.3%　1 回 4 mg（1 日 12 mg）（成分量）
　　　　　　　　　　　　　　　　　　　　　　　　　　　分 3　毎食後　3 日分

　　シロップ剤の濃度にも「%」が使用されていますが，これは重量 / 体積パーセント（w/v%）といい，製剤 100 mL 中に含まれる主成分のグラム数と定義されます．チペピジン塩酸塩シロップを例に，製剤量と成分量の関係をみていきましょう．

> ▶ チペピジンヒベンズ酸塩シロップ 0.5%
> ➡ 製剤 100 mL 中に 0.5 g の主成分
> ➡ 製剤 1 mL 中に 0.005 g（5 mg）の主成分 – 5 mg/mL

これで製剤量の単位である mL と成分量の単位である mg の関係性が明らかになりました．あとは処方箋の 1 日の成分量（mg）を製剤 1 mL 中の成分量（mg/mL）で割れば，1 日の製剤量（mL）が算出されることになります．

> 計算式 　$\underset{\text{1 日の成分量}}{30\,mg}$ 　÷　 $\underset{\text{製剤 1 mL 中の成分量}}{5\,mg/mL}$ 　=　 $\underset{\text{1 日の製剤量}}{6\,mL}$

以上の計算から得られた値を用いて，**処方例 7** の秤取量を算出すると，以下のようになります．

> 　　　　　　　　　　　　　　　　　　　　　　　1 日量
> ▶ チペピジンヒベンズ酸塩シロップ 0.5%　　6 mL
> ▶ シプロヘプタジン塩酸塩シロップ 1%　　　7 mL ×3 日分 = 総量 51 mL
> ▶ アンブロキソール塩酸塩シロップ小児用 0.3%　4 mL

通常，シロップ剤における 1 日の製剤量は，**整数**となることがほとんどです．成分量表示の処方箋から製剤量を算出したときに，1 日量がきれいに割り切れない数字になった場合は，どこかの過程で計算を誤っている可能性が高いと判断してください．

シロップ剤の賦形

1 回 1 目盛りで交付する方法

投薬瓶の目盛りを基準にして「1 回 1 目盛り」となるように賦形して交付する方法です．**処方例 6, 7** の場合，全秤取量は 51 mL で，服用回数は 9 回分です．投薬瓶には複数の目盛りがプリントされています．下から数えて 9 番めに液面が重なる目盛りがあれば，賦形の必要はありません．重なる目盛りがない場合は，適切な目盛りに合わせるように賦形剤を添加します．その場合，最も賦形量が少なくて済む目盛りを選択するのが一般的です．

今回の処方の場合，容量 60 mL の投薬瓶を用い，全秤取量 51 mL 分の製剤をいれた後，賦形剤で一番上の目盛りまでメスアップします．3 番の目盛りを利用することが適切です（図 1）．

1 回の服用量を指定して交付する方法

1 回の服用量を「mL」で示して計量カップと一緒に交付する方法です．**処方例 6, 7**

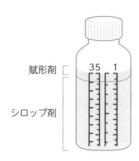

賦形剤 [

シロップ剤

35　1

図1　シロップ剤の賦形

の場合，1日量は17mLです．服用回数は1日3回なので，このままでは1回服用量は割り切れません．そこで，1回の服用量が整数倍になるように賦形剤の添加量を算出します．この処方例では1日当たり1mLの賦形剤を添加することにより，1日量が18mLとなり，1回6mLで服用することが可能です．処方箋は3日分なので，計3mLの賦形剤を添加して「1回6mL」で交付すればよいことになります．この方法の場合は賦形剤の添加量が計算できます．

　計量カップの目盛は，1mLごとに刻まれているタイプが一般的ですが，0.5mL刻みのタイプもあります．賦形の必要性や賦形量の計算値は，採用されている計量カップの目盛りのタイプによっても変わります．

賦形剤の種類

　賦形剤として用いられているのは，単シロップ，水道水，精製水などです．賦形による**浸透圧の変化などを最小限にとどめたい場合は，単シロップが最も有効**です．デメリットとして，単シロップは粘度が高く非常に扱いにくい性質をもっています[2]．

　水道水や精製水はシロップ剤を「希釈」することになりますが，賦形量を最小限にとどめれば特に影響はないと考えられています．また，残留塩素が保たれているため，衛生面や殺菌性の観点から精製水より水道水のほうが適しているといわれていますが，真偽のほどは定かではありません．

シロップ剤の秤量

　シロップ剤を秤量する前に，適切な投薬瓶を選択します．投薬瓶の容量は30，60，100，150，200および300mLなど複数存在しますが，全製剤量が投薬瓶の容量に対して半分以上になるものを選択するのがよいでしょう．**処方例 6, 7** の場合，全製剤量は51mLなので60mLの投薬瓶を選択するのがベストです．

　シロップ剤の秤量の際には，一般にメートグラスと呼ばれる秤量器具を用い，調剤は水剤台で行います．一般的には処方箋に記載されている順番通りに秤量していきます．

❶ 投薬瓶やメートグラスを洗浄機に押し当て，内部を洗浄する

❷ 利き手と反対の手にメートグラス，利き手にシロップ剤の瓶（通常 500 mL）を持つ

❸ メートグラスに秤取したら，シロップ剤の瓶に蓋をして，元の場所へ戻す

❹ メートグラスのなかのシロップ剤を投薬瓶へ移す

 ## メートグラスとシロップ剤の持ち方

メートグラスの持ち方
根本の部分を人差し指と親指で挟み，底の平たい部分を人差し指と中指で挟み，薬指と小指で下から支えるように持つ（**図2**）．

シロップ剤の持ち方
蓋を外したあと，瓶の下部を持つ．瓶からメートグラスへシロップ剤を移行するとき，シロップのラベルが見えるように持つと，いつでも薬を確認することができる．

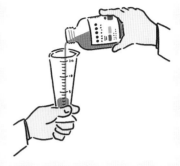

図2　メートグラスとシロップ剤の持ち方

 調剤
one point

シロップ剤の粘度が高いとメートグラスに残りやすくなります[2]．粘度の高いものを扱う場合にはより時間をかけてメートグラスから投薬瓶へ移行させることで，調剤ロスを最小限に抑えることができます．また，ガラスよりもプラスチック製のメートグラスのほうがシロップ剤が残りにくく，調剤効率がアップします[3]．

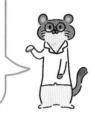

シロップ剤の調剤薬鑑査

確認事項

A 破損，漏れ，異物の有無

　投薬瓶や計量カップの破損の有無や，投薬瓶からの漏れの有無などをチェックします．また，投薬瓶を光に当てて中身をよく観察し，ホコリなどの異物混入の有無を確認します．

B 調剤薬の定性的確認

　特徴的な色，においなどを有している製剤もあります．調剤薬鑑査時には，これら

の製剤独特の性質の有無を確認します．また，混合したすべての製剤が澄明であれば，調剤薬の色の有無を確認するだけでも十分に定性的な鑑査となります．

　例えば，アスベリンシロップは白色の懸濁液のため，混合剤であれば，全体的に白色が確認できます．ムコダインシロップは茶褐色なのでこれを含んだ混合剤についても色をチェックする必要があります．ただし，混合剤の場合，すべての製剤を秤取後ではなく，調剤薬鑑査終了後に振とうして交付するのが一般的です．

C 調剤薬の定量的確認

　基本的には投薬瓶内の液面と，全製剤量の理論値が一致するかどうかを確認します．ミリリットル数のチェックには投薬瓶の目盛りを使用しますが，メートグラスのように JIS 規格を満たしているわけではないので，多少アバウトな鑑査になります．

　「1回1目盛りで交付する方法」の場合は，賦形量がわからないので，**秤取した製剤の量**は**理論値と同等もしくは若干多め**であり，かつ，**全目盛り数が服用回数と一致しているかどうか**を確認する必要があります．賦形前の時点で鑑査を行うことによって全秤取量を確認し，賦形後にもう一度鑑査すると，手間はかかりますがより確実です．交付する際には，使用する目盛りの番号に丸印をつけ，全製剤量の目盛り（液面と重なっている目盛）をマジックなどで上書きします（図3 **a**）．

　一方，「1回の服用量を指定して交付する方法」では，賦形剤の添加量が算出されるので，調剤薬鑑査では**全体量が「製剤の量＋賦形剤の量」と一致しているかどうか**をチェックします．**処方例 6, 7** の場合は，製剤量が 51 mL，賦形剤添加量が 3 mL なので，計 54 mL 付近に液面があることになります．この方法の場合は計量カップの使用する目盛り（今回は 1 回 6 mL）に印をつけて交付することになります．（図3 **b**）．

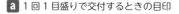 **a** 1回1目盛りで交付するときの目印　　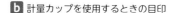 **b** 計量カップを使用するときの目印

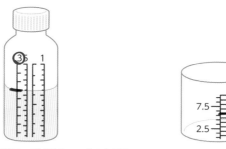

図3　投薬瓶・計量カップの目印

文献 ————

1) 石坂隆史：シロップ剤を中心とした内用液剤の配合変化について．プライマリ・ケア，27 (1)：36-43，2004.

2) 山本佳久ほか：小児用シロップ剤の粘度と計量器への付着損失との定量的関係．医療薬学，34 (7)：691-698，2008.

3) Yamamoto Y, et al.：Adhesion loss of syrups in a metering glass which consists of a low surface free energy material. YAKUGAKU ZASSHI, 130 (8)：1085-1091, 2010.

小児科で扱う製剤の調剤方法

3 軟膏・クリーム剤の調剤

　調剤報酬では，散剤や水剤よりも軟膏剤の計量混合加算が高く設定されています．理由として，やはり混合操作に手間がかかることが評価されているのだと思います．あくまで個人的な見解ですが，物理的な手間だけでなく，混合が適切なのかどうかを薬剤師として判断する手間への評価も含まれているのではないかと考えています．軟膏・クリーム剤を計量調剤したときの調剤薬鑑査は粉薬やシロップ剤ほど複雑ではないため，ここでは，混合方法および混合可否の判断について解説します．

 ## 軟膏・クリーム剤の混合操作

　軟膏・クリーム剤の調剤でテクニックを必要とするのは混合と軟膏ツボへの詰め方です．

軟膏ヘラを使った混合

　軟膏・クリーム剤の混合は軟膏板や軟膏ヘラを用いて行うのが一般的です．軟膏ヘラ以外にも乳鉢・乳棒を使用して混合する方法もあります．

❶混合する2剤を別々に軟膏板の上に移します．チューブ1本分（5g程度）であれば，絞り出し器などを使って中身をロスなく絞り出します．
❷処方量にもよりますが，ヘラを使って少しずつ軟膏板の中央で混合していきます．この際，混合物の端などに混ぜ残しがないかどうかを確認しましょう．
❸混合が終了したら，軟膏ツボに詰めていきます．基本はすり切りですが，軟膏ツボの容積に余裕があるようであれば，内部がすり鉢状になるように，そして内部に空気が入らないように詰めていくのがポイントです（図1）．

ⓐ すり切り

ⓑ すり鉢状

断面図

図1　軟膏剤の詰め方

自転公転式軟膏混合機を使った混合

　近年，急速に普及しているのが自転公転式軟膏混合機（なんこう練太郎など）です．軟膏ツボの中に混合する製剤を秤り取り，あとは機械にセットし，スタートボタンを押すだけです．通常は 2,000 rpm で 30 秒もあれば混合物が完成します（**図2**）．ただ，混合する製剤の粘度や降伏値の差が少ない場合，うまく混合できない例もあります[1]．薬剤師としての混合可否の判断ができるようにしましょう．

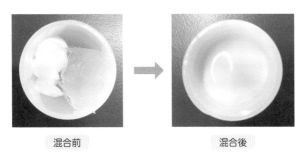

混合前　　　　　　　　　　混合後

図2　自転公転式軟膏混合機による混合

🍄 軟膏・クリーム剤を混合するときの安定性

　軟膏・クリーム剤と一口にいっても，油脂性基剤，水溶性基剤，乳剤性基剤など，さまざまな剤形が存在します．調剤指針では，**表**のようにまとめられています．

表　皮膚外用剤混合の可否

	油脂性基剤	水溶性基剤	W/O 型	O/W 型	ゲル基剤
油脂性基剤	○	×	△	×	×
水溶性基剤	×	○	×	×	×
W/O 型	△	×	△	×	×
O/W 型	×	×	×	△	×
ゲル基剤	×	×	×	×	×

○：混合可　△：組み合わせによっては混合可　×：混合不可

　他剤と混合することの多いステロイド軟膏を例にあげて説明します．ステロイド軟膏（油脂性基剤）を白色ワセリンや油脂性基剤と混合する場合，安定性は問題ないと考えられます．保湿剤として汎用されているヘパリン類似物質油性クリームとの混合の場合には，注意が必要です．現在，販売されているヘパリン類似物質油性クリームは 6 製剤いずれも W/O（油中水）型のクリーム剤です．**表**の基準によると，油脂性基剤と W/O 型乳剤性基剤は，組み合わせによっては混合可となっています．基剤の型

は同じでも、硬さ、軟らかさといったいわゆるレオロジー特性（粘度、降伏値など）が製剤によって異なるためです。例えば、ヘパリン類似物質油性クリーム「日医工」および「テイコク」は、ほかと比較して軟らかい性質を有しています[2]。混合物の安定性はこのような製剤のレオロジー特性によっても左右されます。

また、ベタメタゾン酪酸エステルプロピオン酸エステル軟膏の場合、結晶分散型軟膏と液滴分散型軟膏（p.59 参照）どちらもあり、主成分が同一でも異なるタイプの製剤が存在しています。特に、水に親和性の高い界面活性剤（ポリオキシエチレン硬化ヒマシ油 40）が含まれる液滴分散型軟膏の場合、粘度が低いタイプのヘパリン類似物質油性クリームと混合すると相分離が発生しやすく、質量混合比 1：1 の場合が最も不安定になります[2,3]。

そのほかにも、クロベタゾールプロピオン酸エステルクリーム（先発医薬品：デルモベートクリーム）は、大半が O/W（水中油）型ですが、グリジールクリームのみ W/O 型となっています[4]。

以上のことから、主成分が同じ製剤でも、製剤によって混合した際の安定性が異なる可能性があることがわかります。混合によって利便性以外のメリットがある場合や混合後の安定性が確実に担保できていない限り、基本的には混合は控えるべきでしょう。判断に迷う場合、皮膚外用剤の混合についてまとめられた書籍[5]を参考にするのもよいと思います。

調剤 one point

筆者はさまざまな皮膚外用剤の微視的性状を顕微鏡などで観察してきました。クリーム剤や液滴分散型軟膏の顕微鏡画像はどれも美しく、それぞれの製薬会社が全力を傾けて練り上げた製剤処方で製造されていることがよくわかります。これらの製剤を他剤と混合することで、各々の製剤の特徴が失われてしまうことは容易に想像されます。

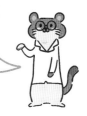

文献

1) 高藤由紀子ほか：ステロイド軟膏と白色ワセリンの等量混合における自転・公転式ミキサーの適正な混合時間の検討．医療薬学，44 (2)：68-73，2018.

2) Yamamoto Y, et al.：Evaluation of the factors contributing to the stability of the mixture of heparinoid oil-based cream and droplet dispersion-type ointment. J Drug Deliv Sci Technol, 61：102218, 2021.

3) Yamamoto Y, et al.：Mixtures of betamethasone butyrate propionate ointments and heparinoid oil-based cream：Physical stability evaluation. Eur J Pharm Sci, 124：199-207, 2018.

4) Yamamoto Y, et al.：Comparison of various pharmaceutical properties of clobetasol propionate cream formulations-considering stability of mixture with moisturizer-. J Pharm Health Care Sci, 6：1, 2020.

5) 江藤隆史ほか：軟膏・クリーム配合変化ハンドブック，第 2 版，じほう，2015.

剤形の特徴と服薬指導

1 小児への服薬指導

 服薬指導を行う相手は誰？

　服薬指導は本来なら患児本人に実施すべきものですが，現実的には家族などの看護者に説明することになると思います．あくまで一般的な話ですが，かなり熱心に聞いてくれる看護者が多いと思います．自分自身の処方箋を持参した場合よりも，確実に真面目に聞いてくれます．

　一方で，ある程度会話が理解できる年齢の子どもについていえることですが，本人の頭越しに看護者と会話してしまうと，患児自身の当事者意識が薄れてしまいます．筆者は学校薬剤師活動も行っていますが，その活動の一環で，きちんと薬を飲むことの大切さについて授業をすることがあります．処方されたとおりに薬を飲まなかったらどうなるか，薬をジュースやお茶と一緒に飲んだらどうなるか，などを簡単な実験を交えながら説明します．大体の子どもは目を丸くしながら熱心に聞いてくれます．患児の年齢や理解度などにもよりますが，服薬に関する重要なポイントは看護者に説明しつつ，ときどきは患児本人とも目を合わせ，直接，きちんと服用することを約束すると，家庭におけるスムーズな服用に少しは貢献できるのではないかと考えています．

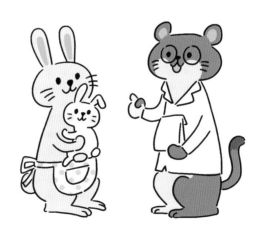

剤形の特徴と服薬指導

2 粉 薬

　小児に対して最も処方される剤形に，いわゆる「粉薬」があります．一口に粉薬といっても，散剤，細粒剤，顆粒剤，ドライシロップ剤などが存在します．粉薬の違いを知っておくことは，服薬指導における説得力の強化や，調剤時における混合可否の適切な判断など，薬剤師の職能を発揮するうえで非常に重要です．

　では，これらの剤形はいったい何が違うのでしょうか．日本薬局方の製剤総則ではそれぞれの剤形が定義されています（**表1**）．かなり大雑把にも感じられますが，顆粒剤は明確な粒度（粒の大きさ）の規定がなく，粒状の薬の総称であると捉えることもできます．細粒剤は顆粒剤のなかで，ある程度，粒子径が細かいタイプであるといえますね．散剤は，粒子の存在比率が細粒剤よりも高いものをいいます．つまり，散剤も細粒剤も顆粒剤の仲間であるということです．

　粉薬の商品名のあとに必ずつけられている「細粒」や「散」などの剤形名は，このような製剤的な特徴を示しています．剤形名の異なる粉薬同士はそれぞれの粒度分布が異なる可能性が高く，乳鉢・乳棒で混合するときの混合性に影響を及ぼす可能性があります[1]（p.28 参照）．

　最近よく目にするドライシロップ剤は，分類としてはシロップ剤になります．水を加えるとシロップ剤になりますが，用時溶解あるいは用時懸濁となっており，ほかの粉薬（細粒剤，散剤など）と混合するかたちで処方されることが多く，一般的に「粉薬」として扱われています．ドライシロップ剤は，顆粒または粉末状の製剤ですが，粒度分布の規定はありません．

表1　剤形の定義

剤　形		定　義
顆粒剤	経口投与する粒状に造粒した製剤	
	細粒剤	18号ふるいを全量通過し，30号ふるいへの残留が10%以下のもの
	散　剤	18号ふるいを全量通過し，30号ふるいへの残留が5%以下のもの
散　剤	経口投与する粉末状の製剤	
シロップ剤	経口投与する，糖類または甘味剤を含む粘稠性のある液状または固形の製剤	
	シロップ用剤（ドライシロップ剤）	水を加えるとシロップ剤となる顆粒状または粉末状の製剤

服用方法

患児がはじめて粉薬の服用にチャレンジし，看護者もはじめて患児に粉薬を飲ませるという，「飲む側も飲ませる側も初心者」の場合，粉薬の上手な服用方法について質問されることがよくあります．

ペースト法

粉薬をはじめて服用する患児に対しては，少量の水を加えて薬を団子（ペースト）状にし，それを上あごに塗りつけて水を飲ませるペースト法が有効です（**図1**）[2-5]．一般的に「おくすりだんご」などと呼ばれているものです．粉薬が舌へ触れるのを最低限に抑えることができるため，苦みのある薬を飲ませる際に有効な方法として知られています．

① 粉薬に水を加えて
ペースト状にし，
丸める

② 上あごや頬の内側に塗り
つけて，水を飲ませる

図1 ペースト法での飲ませ方

粉薬に水分を混ぜると，段階的に**表2**のように変化します．状態C，Dが飲ませやすいペーストの目安です．この際，ペースト状にするための最適な水分量は，薬によって異なります（**表3**）．そのほか，同じ成分であっても先発品と後発品，製薬会社によってペースト状にするために必要な水分量は異なることがありますので，処方さ

表2 ペースト状の目安

少			水分量			多
原状	状態 A	状態 B	状態 C	状態 D	状態 E	状態 F
水分を加えていない状態	水分がほとんど浸透していない	一部が団子状になり，スパーテルに付着する	水分がほぼ全体に浸透してペースト状になる	状態Cよりも水っぽいが，ペースト状を維持	さらに水分が行き渡り，粘性の低下がみられる	ほぼ液状になる

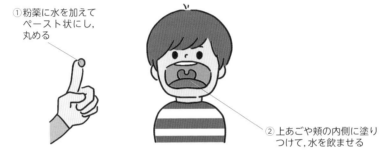

表3　製剤 1.0g あたりで加える水分量の目安

	商品名	ペースト状になる水分量(mL)
抗菌薬・抗ウイルス薬	エリスロシンドライシロップ	0.2 ～ 0.3
	エリスロシンドライシロップ W	0.2 ～ 0.3
	クラリスドライシロップ小児用 100mg	0.3 ～ 0.4
	ケフラール細粒小児用 100mg	0.2 ～ 0.3
	サワシリン細粒 10%	0.1 ～ 0.2
	ジスロマック細粒小児用 10%	0.2 ～ 0.3
	セフゾン細粒小児用 10%	0.2
	トミロン細粒小児用 20%	0.3
	バナンドライシロップ 5%	0.3
	フロモックス小児用細粒 100mg	0.4
	ホスミシンドライシロップ 400	0.6 ～ 0.8
	ミノマイシン顆粒 2%	0.2
	メイアクト MS 小児用細粒 10%	0.4 ～ 0.5
	ワイドシリン細粒 20%	0.4 ～ 0.5
抗アレルギー薬	アイピーディドライシロップ 5%	0.1 ～ 0.2
	アレギサールドライシロップ 0.5%	0.2
	アレジオンドライシロップ 1%	0.3 ～ 0.4
	オノンドライシロップ 10%	0.3
	ザジテンドライシロップ 0.1%	0.2
	ゼスラン小児用細粒 0.6%	0.3 ～ 0.4
その他	アスベリン散 10%	0.2 ～ 0.3
	カロナール細粒 20%	0.2 ～ 0.3
	ミヤ BM 細粒	0.5
	ムコダイン DS50%	0.3 ～ 0.4
	メプチン顆粒 0.01%	0.2 ～ 0.4
	ラックビー微粒 N	0.6 ～ 0.8

れている製剤にあわせた指導が必要です[5].

　また，大半の製剤では，製剤量 1.0g に対する水分量を把握しておけば，処方箋の
1 回量に応じて比例計算することで対応が可能です.

計算式

製剤 1.0 g の至適水分量（mL）× 1 回服用量 ＝ ペースト状にするため必要な水分量（mL）

（例）至適水分量が 1.0 g あたり 0.3 mL，1 回服用量が 0.6 g の場合

➡ 0.3（mL）× 0.6（g）＝ 0.18（mL）*

＊スポイト（1 滴 ＝ 40 〜 50 μL）に換算するとおよそ 4 滴

　混合処方の場合でも各々の製剤の水分量を上記の計算式で求め，それらの値を足すことでペースト状にするための水分量の目安を算出することができます．服薬指導時は，スポイトを使った場合の滴数（1 滴 ＝ 40 〜 50 μL）などを提示するとよいでしょう．

薬の味が苦手な患児への対応

　粉薬の味が苦手な患児の場合，一部の薬を除き，水のかわりにジュースや牛乳などを用いることも可能です．また，アイスクリームは冷たさで味覚を一時的に鈍くするため，有効な場合もあります．ただし，服薬時に水以外の飲み物を使用することが習慣化してしまうのは，今後のことを考えるとよくありません．時には，可能な限り水で服用させるように指導することも必要です．

　クラリスロマイシンドライシロップやアジスロマイシン小児用細粒などは，フルーツジュースやスポーツドリンクなどの酸性飲料やヨーグルトなどと混ぜると苦みが増強します．そのため，これらを服用するときは水やお茶などを使用するよう指導する必要があります．そのほか，一般的に苦みを感じやすい薬を**表4**に示します．表に記載されている製剤はいずれも先発品ですが，苦みを感じにくくするための工夫を施した後発品も販売されているため，製剤の特徴を踏まえたうえでの服薬指導を行うようにしましょう．

　水やお茶などで服用しても，口の中に薬が残っていると，徐々に甘味のコーティングが溶け，苦みを感じるようになります．服用後にも水を一杯飲ませるなど，なるべく口の中に薬が残らないようにしましょう．

　また，クラリスロマイシンドライシロップやアジスロマイシン小児用細粒などは，咳止めや去痰薬などと一緒に処方されることが多くあります．去痰薬のカルボシステインドライシロップはクラリスロマイシンドライシロップなどと混合すると強い苦みを生じます．これらは別包で交付することが多いと思いますが，服用を一度に済ませたい看護者にとっては，服用時に両者を混ぜてしまう可能性もあります．そのことを考慮し，これらは決して混ぜないように，その理由とともに説明する必要があります．

表4 苦味を感じやすい薬の例

一般名	主な商品名
アジスロマイシン水和物	ジスロマック細粒小児用10%
アセトアミノフェン	カロナール細粒20%，50%
エリスロマイシンエチルコハク酸エステル	エリスロシンドライシロップ10%，W20%
オセルタミビルリン酸塩	タミフルドライシロップ3%
クラリスロマイシン	クラリスドライシロップ10%小児用
シプロヘプタジン塩酸塩水和物	ペリアクチン散1%
スルタミシリントシル酸塩水和物	ユナシン細粒小児用10%
セフカペン ピボキシル塩酸塩水和物	フロモックス小児用細粒100mg
セフジトレン ピボキシル	メイアクトMS小児用細粒10%
チペピジンヒベンズ酸塩	アスベリン散10%
テビペネム ピボキシル	オラペネム小児用細粒10%
トスフロキサシントシル酸塩水和物	オゼックス細粒小児用15%
ドンペリドン	ナウゼリンドライシロップ1%
ロペラミド塩酸塩	ロペミン小児用細粒0.05%

文献 ───

1) Yamamoto Y, et al. : Evaluation of the degree of mixing of combinations of dry syrup, powder and fine granule products in consideration of particle size distribution using near infrared spectrometry. Chem Pharm Bull, 60 (5) : 624-631, 2012.

2) 山本佳久ほか：乳幼児の散剤服用法についての検討─少量の水で練る場合の至適水分量について．医療薬学，31：625-631，2005.

3) 山本佳久：小児の散剤服用法 – 散剤をペースト状にするための至適水分量と服薬指導への活用．薬局，57 (4)：2025-2030，2006.

4) 山本佳久：粉薬をペースト状にするにはどのくらいの水分量が必要？月刊薬事，58 (15)：3259-3263，2016.

5) 福田春香ほか：小児用粉状製剤を服用するためのペースト状態に必要な最適水量：降伏値に基づいた考察と後発医薬品への適用．YAKUGAKU ZASSHI, 139 (2)：299-308, 2019.

コラム　服薬補助ゼリー

　なかにはどうしても薬の服用が苦手な患児もいます．そのような患児の服薬を補助するのが，いわゆる服薬補助ゼリーです．多くが寒天とゲル化剤からなる増粘多糖類ですが，イチゴ，ピーチ，グレープなどの子どもが好みそうな味のラインナップが揃っています（**表**）．薬を包み込んで服用させるタイプのほかに，薬とよく混ぜて服用させるタイプもあります．

　薬を包み込んで服用させるタイプの場合，薬の量に応じた大きさのスプーンにゼリーを入れ，そのなるべく中央部にまとめて薬を乗せます．さらにその上からゼリーを蓋のように乗せて「包み込み」完成です．薬の服用がすべて終了し，ゼリーが残ってしまった場合はそのまま食べることも可能です．

　ただし，注意点として，クラリスロマイシンドライシロップのように酸性の飲料と混ぜると苦みが増強する製剤の場合，服薬補助ゼリーを使用すると，同様に苦みが増強されることがあります．このような場合のために，苦みを感じにくいチョコ味の服薬補助ゼリーが用意されています．

　服薬指導時に服薬補助ゼリーについての相談を受けることもあると思います．その際は，漠然と患児の好みの味のゼリーを勧めるだけでなく，患児が服用する製剤に合わせた説明も必要になってきます．最近は服薬補助ゼリーと医薬品との相互作用に関する研究も行われ，検討結果がインタビューフォームに反映されるようになってきています．これらの情報も服薬指導時に活用するとよいでしょう．

表　代表的な服薬補助ゼリー

会社名	製品名	味	成　分	使用タイプ
龍角散	おくすり飲めたね	ぶどう味 いちご味 チョコ風味	寒天 / ゲル化剤（増粘多糖類）	包む
龍角散	らくらく服薬ゼリー	レモン味	寒天 / ゲル化剤（増粘多糖類）	包む
WAKODO	お薬じょうず服用ゼリー（顆粒タイプ）	いちご風味	果糖 / 増粘剤（加工デンプン）	混ぜる
WAKODO	お薬じょうず服用ゼリー（ゼリータイプ）	りんご風味	エリスリトール / ゲル化剤（増粘多糖類）	包む

剤形の特徴と服薬指導

3 シロップ剤

粉薬とともに小児によく用いられる剤形として，シロップ剤があります．シロップ剤は糖類や甘味剤が含まれたシロップ状の製剤です．粉薬の項で説明したドライシロップ剤も，水に溶かすとシロップ状になるためシロップ剤に含まれます．

 服用方法

シロップ剤は計量カップなどを用いて患児に直接服用させるのが一般的ですが，年齢や状況に応じて飲ませ方を工夫しましょう．

計量カップ
- 軽量カップから直接飲める場合は，1回分を計量して飲ませます
- カップに薬が残ってしまった場合は，少量の水を加え，すべて飲ませます
- 投薬瓶のキャップで飲ませないよう気をつけましょう

スプーン・スポイト
- スプーンを用いる際は，スープを飲ませるようにします
- スポイトを用いる際は，頬の内側に流し込みます

哺乳瓶の乳首
- 乳児の場合，哺乳瓶の乳首にシロップ剤を入れて吸わせます
- 先に乳首をくわえさせ，吸い始めてからシロップ剤を入れるとスムーズです

粉薬と同様にシロップ剤の味を薄めるため，お茶などに混ぜて服用させることも可能ですが，飲料を加える際は，確実に患児が飲める量にとどめることが重要です．また，炭酸飲料や果汁が多く含まれるジュースは，吸収に影響を与える可能性があるため，混ぜてはいけません．

シロップ剤は甘みがあるため，比較的，服用が容易だと思われがちです．しかし，実際に味見をしてみると，甘みはあるもののそれほどおいしくない製剤があることも事実です．シロップ剤は複数の薬と併せ，混合物として交付されることが多いので，単剤での味は理解していても，混合物となるとどのような味に変化しているのかを把握することは難しいでしょう．ここが一般用医薬品との違いであるともいえます．したがって，シロップ剤なら患児に確実に服用してもらえることを前提に服薬指導にあ

たるのは好ましくありません．粉薬にもいえることですが，もし可能であればできる限り味見しておくことで，より説得力のある服薬指導に繋がります．

取り扱いと保存方法

　調剤室内での注意事項として，取り扱いが雑であると水剤台周辺の衛生環境面にも支障をきたします．多くのシロップ剤は室温保存ですが，汚染防止のため確実な密栓が必要です．

　また，同じ主成分を含むシロップ剤であっても保存方法が異なることがあるので注意が必要です．例えば，カルボシステインシロップ5%は2023年時点で7製剤が販売されています．先発品のムコダインシロップを含む4製剤は，添付文書に「開封後は汚染防止のため，使用の都度密栓し冷所に保存すること」と記載されていますが，ほかの後発品3製剤の添付文書には「冷所保存」などの記載がありません．

　薬剤交付時は自宅での保管方法についての指導も必要です．直射日光の当たらないところや涼しい場所に保管するよう伝えましょう．夏場は冷蔵庫に保管してもよいでしょう．ただし，冷えた状態では粘度が上昇している可能性あるので，室温に戻してからの服用を推奨します．また，誤飲防止のため，患児やそのきょうだいなどの手の届かないところへの保管を提示してあげるとよいでしょう．

コラム　チャイルドレジスタンス容器

　シロップ剤の投薬瓶にもさまざまありますが，最近ではチャイルドレジスタンス（CR）機能をもつ投薬瓶が販売されています（**写真**）．一般的に「プッシュアンドターン」方式と呼ばれ，キャップを下に押さないと回して開けられない仕組みになっており，患児の誤飲を予防することができます．コストの問題でなかなか普及が進んでいませ

写真　チャイルドレジスタンス容器（水剤用ボトル）
（提供：エムアイケミカル株式会社）

んが，CR投薬瓶を採用する場合は，服薬指導時にキャップの開け方を説明するようにしましょう．

剤形の特徴と服薬指導

4 錠剤・カプセル剤

　錠剤やカプセル剤は，粉薬やシロップ剤と比較すると小児科で扱う機会は少ないですが，まったく扱わないわけではありません．患児のなかには味やにおいなどが原因で，粉薬やシロップ剤の服用を拒んでしまうケースもあるからです．また，小学校の高学年などで，標準体重よりも体重がある患児に対しては，粉薬の1回の服用量がかなりの量になってしまうこともあります．そのような患児に対しては，小児用の錠剤・カプセル剤を用いることがあります（表）．

表　小児に対して使用される可能性のある主な錠剤・カプセル剤

一般名	代表的な商品名
アジスロマイシンカプセル小児用 100 mg	ジスロマック
アセトアミノフェン錠 200 mg，300 mg	カロナール
アンブロキソール錠 15 mg	ムコソルバン
カルボシステイン錠 250 mg	ムコダイン
クラリスロマイシン錠 50 mg 小児用	クラリス，クラリシッド
クロペラスチン錠小児用 2.5 mg	フスタゾール
サルブタモール錠 2 mg	ベネトリン
チペピジン錠 10 mg，20 mg	アスベリン
デキストロメトルファン錠 15 mg	メジコン
トスフロキサシン錠小児用 60 mg	オゼックス
プランルカストカプセル 112.5 mg	オノン*
プロカテロール錠 25 μg	メプチンミニ
モンテルカストチュアブル錠	キプレス，シングレア

＊：後発医薬品には錠剤もあり．

 服用方法

　患児に錠剤やカプセル剤などを服用させるときは，**必ず上体を起こす**ことが大切です．体を横にしたままで服用させると，薬をのどに詰まらせてしまうおそれがあります．あらかじめ少量の水を飲ませて口の中を湿らせ，舌の奥のほうに錠剤を置いて，すぐに水を飲ませます．念のため，口の中に錠剤が残っていないかを服用後に確認したほうがよいでしょう．水での服用が難しい場合はプリンや服薬補助ゼリーなどの使

用も有効です．

　錠剤を砕いて粉末状にしたり，脱カプセルすることもありますが，製剤そのものの性質を損なうことがあります．砕いたりカプセルから出すことによって強烈な苦味が発生することもありますので，これらの方法を推奨することはできません．

　錠剤・カプセル剤は**はじめて服用する際の成功体験**が非常に重要です．初挑戦で失敗してしまうと，それがトラウマになり，中学生になっても粉薬しか服用できず，毎回分包紙がパンパンに詰まった薬を交付することになります．また，チュアブル錠のように水なしで咀嚼して服用できる剤形も販売されています．例えば，モンテルカストチュアブル錠は，通常の錠剤のように水での服用もできるため，粉薬からの剤形変更を試すのに適した製剤であるといえます．ただし，6歳未満では服用できません．ところでモンテルカストにはチュアブル錠と力価が同一の成人用OD錠5mgも販売されています．これらは生物学的に同等ではないため，相互に代用しないこととされているので注意しましょう．

取り扱いと保存方法

　取り扱いで気を付けたいのは，1錠（カプセル）ずつシートを切り離した状態で保管しておかないことです（患者が高齢者の場合でも同様です）．時間的に余裕のないときに患児自身にシートに入った状態で薬を渡して飲ませようとすると，シートごと飲み込んでしまう可能性はゼロではありません．このようなリスクを少しでも減らすためにも，1シートを使い切るまで，空の部分も残した状態で保管しておくこと，そしてできれば，大人がシートから薬を取り出して服用させることを心掛けたいところです．

　保存方法について，直射日光の当たらない場所や風通しのよい場所に保管するのはよくいわれることですが，ここでは異なる視点で述べてみたいと思います．錠剤やカプセル剤の保管で気を付けたいのは，大人のみが手の届く棚の上などに保管場所を決めておくことです．もし，その薬を服用する本人以外に幼いきょうだいがいる場合，その子の手に渡ってしまうと，何の疑いもなく口の中に入れてしまうこともあります．ましてや，それが1錠（カプセル）分のみだった場合は，前述のとおりパクっとシートごと飲み込んでしまう危険性もあります．このことは，幼いきょうだいのいる家だけでなく，犬や猫などのペットを室内飼いしている場合にも同様にいえるでしょう．猫の場合にはかなり高いところまで跳躍できますので，薬をただ高い棚の上に置いておくだけでは不充分です．

　事態が起こってからでは遅いので，それぞれの自宅で起こり得る，さまざまなリスクを考えた取り扱いや保存方法ができるよう，支援しましょう．

剤形の特徴と服薬指導

5 坐 剤

坐剤は小児科領域にとって欠かせない剤形です. 坐剤に使用される基剤は油脂性基剤 (ハードファットなど) と水溶性基剤 (マクロゴールなど) に大別されます (**表**).

油脂性基剤が用いられている坐剤は, 挿入後に体温により融解し, 主成分が直腸内に拡散して吸収されます. 発熱時に汎用されるアセトアミノフェン坐剤などに用いられています.

一方, 水溶性基剤は, 腸内分泌液などの水分に溶解することによって主成分が放出されます. 制吐薬のドンペリドン坐剤や抗けいれん薬のジアゼパム坐剤などに用いられています.

表 油脂性基剤および水溶性基剤の特徴

性 質	基剤名	融 点	特 徴
油脂性	ハードファット	37 〜 39℃	• 体温によって融解 • 薬の主成分が水溶性の場合に用いられる
水溶性	マクロゴール	50 〜 60℃	• 腸内分泌液などの水分によって融解 • 主成分の融点が体温より高く, 脂溶性の場合に用いられる

 使用方法

はじめて坐剤を使用する患児の看護者には, 具体的な使用方法を説明します (**図 1**).

挿入後, 最も注意すべきことは**排便**です. 坐剤を挿入したことが排便を促すスイッチになることもあります. あらかじめ綿棒などで肛門を刺激し, 排便させたあとに坐剤を挿入することも有効です.

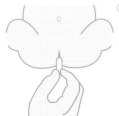

①患児を仰向けにした後, 肛門からゆっくり坐剤を挿入します. 痛がる場合には, 坐剤の先端部を水や食用油などで濡らすとスムーズに入ります.

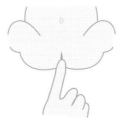

②坐剤全体が肛門内に入ったら, 指先をその位置でしばらく維持し, ゆっくり坐剤から離していきます. このとき坐剤も一緒に肛門から出てくる場合はもう一度押し戻します. このようなことを何度か繰り返していくと, 坐剤が肛門内にとどまるようになります.

図 1 坐剤の挿入方法

坐剤を分割して使うとき

坐剤で特徴的なのは，「1/2 本」や「2/3 本」など分割して使用する場合があることです．分割は使用時に看護者が行うことになるので，服薬指導時に分割方法の説明を行うことが非常に重要となります．

分割に使用する刃物は，はさみよりもカッターや小型ナイフが扱いやすく安全です．1 回で 1/2 本を使用する場合は，斜めに分割します（図 2 **a**）．切断面を斜めにすることで，残りの半分も挿入しやすい形状になっていること，主成分のばらつきを最小限にできることなどがあります．残った半分は，開封状態のため劣化が進行します．ラップなどに包んで冷蔵保存し，一連の症状が落ち着いたら廃棄するなど，未使用分の取り扱いについても看護者へ説明してください．

1 回で 2/3 本を使用する場合，尾部側の 1/3 の部分を横方向に切断します（図 2 **b**）．分割後に残った 1/3 本分は不要なので廃棄します．

坐剤の分割はプラスチック製，アルミ製にかかわらずコンテナごと行うのが原則です．特に油脂性坐剤の場合，コンテナから坐剤を取り出して分割しようとすると，指で直接坐剤に触れることになり，体温で徐々に基剤が融解してしまうほか，衛生面でも問題が生じます．また，コンテナ内の尾部側の一部に空気が充填されているため，その点を考慮して分割位置を指示する必要があります（図 3）．

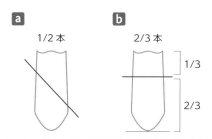

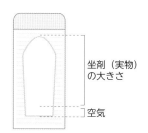

図 2　坐剤を分割使用する際の切り方　　　図 3　坐剤のコンテナ内部

複数の坐剤を併用するとき

油脂性と水溶性の坐剤を併用する場合，**水溶性坐剤を先に挿入する**ことが基本です．水溶性坐剤の吸収がほぼ終了したタイミングで油脂性坐剤を挿入します．水溶性坐剤の吸収が終了するまでの時間は，直腸内に貯留している水分量や患児の体温などにより異なりますが，少なくとも 30 分から 1 時間を要すると考えられます．

水溶性坐剤の主成分は，脂溶性薬物です．したがって，直腸内に油脂性坐剤の基剤が溶解した状態で水溶性坐剤を挿入してしまうと，水溶性坐剤の主成分が油脂性基剤に取り込まれてしまう可能性があります．その結果，これら成分の効果発現が遅れてしまうか，あるいは発揮されない可能性も考えられます．

併用する可能性が高いものとして，水溶性坐剤のドンペリドン坐剤やジアゼパム坐剤と，油脂性坐剤のアセトアミノフェン坐剤の組み合わせがあります（p.108 参照）．

取り扱いと保管方法

　油脂性基剤を用いた坐剤（油脂性坐剤）は，夏期や炎天下の自動車内などで徹底した保管温度管理が求められます．一方，水溶性基剤を用いた坐剤（水溶性坐剤）においては高温による融解の可能性は低いと考えられますが，例えば炎天下の自動車内など，融点以上の温度に曝されるおそれがある場合には，保管温度管理の必要性が生じます．

　もちろん，保管温度管理の重要性は患児側のみならず医療機関側にもいえることです．夜間や休日に空調が切れてしまうような施設の場合など，保管場所や保管方法によっては一時的に坐剤が融解している可能性もあります．それぞれの基剤の特性を医療機関側が十分に理解し，また患児側にも十分理解してもらうことが，坐剤の適正保管に繋がるでしょう．

トラブルシューティング

坐剤が融解してしまったら

　夏になると，「坐薬を部屋に放置していたら軟らかくなっていた．今は固まっているが，このまま使っても問題ないか？」という内容の問い合わせをよく受けます．油脂性坐剤が高温下で一度融解し，その後の温度低下により再固化した場合，どのような変化が起こっているでしょうか．

　形状という視点でみると，坐剤をどのような向きで保管していたかで再固化したときの形状が異なります（図4）．例えば先端部（尖っている側）を下にして保管した場合は，再固化後も元の坐剤の形状を維持していますが，向きによっては元の形状から大幅に変形していることがわかります．

　もし再固化後の形状が大きく変形してしまった場合には，40〜50℃で融解させたあと，先端部を下に向けた状態で室温放置して固化することで，再び形状を整えることができます．ハードファットは融解後の急激な冷却によりヒビ割れが生じやすくなるので，冷蔵ではなく室温下で放置することが重要です．

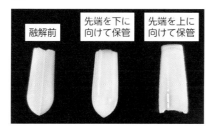 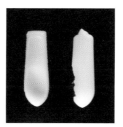

図4　溶けた坐剤が再固化したときの形状

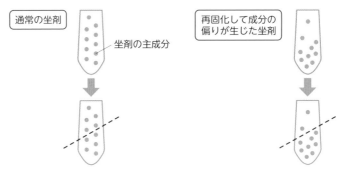

図 5　再固化した坐剤の均一性

　成分という視点でみた場合，高温下に曝された基剤が融解すると，主成分の均一性が損なわれてしまいます [1]．坐剤は分割して使用することがありますが，再固化した坐剤を処方どおりに分割したとしても，主成分量に偏りが生じている可能性が高くなります．そのため，**再固化した製剤の分割使用は避けたほうが無難**です（**図 5**）．

坐剤の挿入後に排便があったら

　坐剤挿入後に排便してしまった場合はどのように対応したらよいでしょうか．これも，よく看護者から受ける質問です．

　この場合，排便が挿入してから何分後にあったのかが重要です．一般的に，坐剤を挿入してから**完全に吸収されるまでは 30 分から 1 時間を要する**といわれています．

　挿入直後の排便であれば，主成分は直腸粘膜からほとんど吸収されていませんので，新たにもう 1 回分を入れ直してよいと思います．便と一緒に排出された坐剤でも，形がまだ残っている場合は，再度入れ直してもよいです．油脂性基剤の場合は，挿入直後の排便でもかなり軟らかくなっている可能性が高いですが，水溶性基剤の場合は，形や硬度が維持されていることが多いはずです．

　挿入後 30 分以内に排便した場合が最も厄介です．おそらく**一部の主成分が直腸粘膜から吸収され，一部が便とともに排出されている状況**と思われます．新たに 1 回分を投与すると，結果的に 1 回分以上の主成分が吸収されることになるので，避けたほうがよいでしょう．そのまま様子をみて，もし症状が悪化するようであれば，使用間隔が通常より短かったとしても 1 回分を追加するのがよいでしょう．

　挿入後 30 分以上経過してからの排便であれば，主成分の吸収は完全に終えていると判断し，**追加投与する必要はありません**．「便の中に坐剤も混ざっているようだ」と報告してくる看護者もいますが，おそらく目に見えているのは基剤だと思われます．

文献

1) Yamamoto Y, et al. : Studies on uniformity of the active ingredients in acetaminophen suppositories re-solidified after melting under high temperature conditions. Chem Pharm Bull, 63（4）: 263-272, 2015.

• （参考）山本佳久：坐剤に関する FAQ．Rp +，15（4）: 61-71，2016.

剤形の特徴と服薬指導

6 軟膏・クリーム剤

軟膏剤の製剤間の特性は，内用薬と比べるとさほど変わらないイメージをもつ薬剤師が多いでしょう．しかし，一見シンプルな製剤処方にみえる皮膚外用剤にも，実はそれぞれに製薬会社の処方意図があり，薬剤師はその意図を日常業務に反映させる必要があります．

 ## 軟膏・クリーム剤の分類と特徴

軟膏剤

軟膏剤は，複数の種類に分類されます．最も一般的なタイプは，結晶分散型軟膏です．油脂性基剤に溶解しきれていない主成分が結晶となり基剤中に分散しています．代表的なものに，キンダベート軟膏やリンデロン-V軟膏があります．

一方，プロピレングリコール（PG）や炭酸プロピレンなどの溶剤に高濃度で主成分が溶解し，基剤中に微細な液滴として分散しているのが，液滴分散型軟膏です．代表的なものに，アルメタ軟膏，フルメタ軟膏，プロトピック軟膏などがあります．一般的に，**液滴分散型軟膏は他剤との混合に適しません**．先発品と後発品で種類が異なる製剤もあり，一般名記載の処方を受け付けた際，主成分が同一という理由のみで製剤を選択してしまうと，患児に思わぬ不利益を与えてしまう可能性もあるので注意が必要です．

また，軟膏剤の硬さは多様です．例えば，同じステロイドでも，キンダベート軟膏やネリゾナ軟膏はリンデロン-V軟膏よりも硬い性質をもっています[1]．また，先発品と後発品を比較してみると，先発品のキンダベート軟膏はほかの後発品に比較して特に硬い性質を示します[2]．このように，製剤間で硬さに差が生じる原因の一つに，ワセリンの性質の違いがあります．

皮膚外用剤の硬さの違いは，患児にとってチューブからの出しやすさや皮膚上での塗り広げやすさなど使用感の違いに直結します．他剤との混合性にも関わることから[3]，皮膚外用剤の硬さは把握しておくようにしましょう．

クリーム剤

クリーム剤は界面活性剤を介して油脂性基剤と水を均一に乳化させた製剤です．主に油中水型（W/O型）と水中油型（O/W型）に分類されます（**図1**）．

水で洗い流しやすく，サラサラした使用感を有するのはO/W型で，大半のステロイドクリーム剤はこのタイプです．一方，軟膏と同様に水で洗い流しにくく，塗布後

にしばらくベトつく感覚が残るのがW/O型です．同じ成分でも製薬会社や剤形によってO/W型とW/O型があり，患児の**使用感の好み**や，他剤と混合する場合の**基剤同士の相性**などで使い分けられるようになっています．

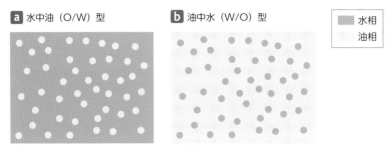

図1　クリーム剤（O/W型およびW/O型）の模式図

使用方法

　軟膏剤・クリーム剤ともに，創面に対して適当量を擦り込まずに塗布します．

　塗布量の目安として，一般的にFTU（フィンガーチップユニット）という単位が用いられています．FTUは大人の人差し指の先から第一関節まで薬を乗せた量で，チューブタイプ（口径が5mm程度）の軟膏やクリーム剤では，1FTU＝約0.5gに相当します（**図2 a**）．ローション剤では，およそ1円玉程度の量が1FTUに相当します（**図2 b**）．この量は大人の手のひら2枚分の面積を塗布するのに必要な量といわれています．小児の体の部位ごとの目安は**表**[4]の通りです．チューブの口径によっても押し出される製剤の量は異なるので一概にはいえませんが，おおよその目安として考えてください．

　ステロイド軟膏と保湿クリーム剤を併用する処方は皮膚科でよくみますが，それぞれを単独で交付する場合には，使用順序を考慮しましょう．先に保湿剤を全体的に塗布し，その後，ステロイド軟膏を湿疹部位などに局所的に塗布します．ステロイド軟膏を塗布したあとに保湿剤を使用すると，ステロイドの成分が保湿剤とともに広範囲に塗り広げられてしまうおそれがあるからといわれています．

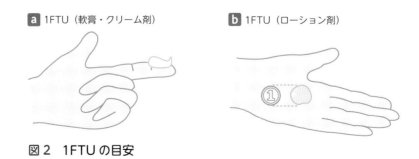

図2　1FTUの目安

表 軟膏・クリーム剤の目安量

（単位：FTU，1FTU ＝ 0.5g）

年齢	顔・頸部	上肢片側	下肢片側	体幹（前面）	体幹（背面）
3〜6ヵ月	1	1	1.5	1	1.5
1〜2歳	1.5	1.5	2	2	3
3〜5歳	1.5	2	3	3	3.5
6〜10歳	2	2.5	4.5	3.5	5

（文献 4 より作成）

文献 ————

1）山本佳久ほか：ステロイド軟膏製剤のレオロジー特性に関する評価〜後発品および保湿剤との混合製剤における展延性〜．薬局薬学，4（2）：54-61，2012．

2）Yamamoto Y, et al.：Comparative pharmaceutical evaluation of brand and generic clobetasone butyrate ointments. Int J Pharm, 463（1）：62-67, 2014.

3）高藤由紀子ほか：ステロイド軟膏と白色ワセリンの等量混合における自転・公転式ミキサーの適正な混合時間の検討．医療薬学，44（2）：68-73，2018．

4）CC Long, et al.：A practical guide to topical therapy in children. Br J Dermatol, 138（2）：293-296, 1998.

剤形の特徴と服薬指導

7 点眼剤

小児科領域では，花粉症などからくるアレルギー性結膜炎などで点眼剤を使用する機会があります．特に乳幼児の患児の場合は点眼時に恐怖心を抱くことも多いため，点眼方法について看護者から相談を受けることがあります．

使用方法

点眼の滴下数は，**1回1滴が基本**となります．点眼は患児をひざの上に仰向けで寝かせ，恐怖心を取り除いてから行いましょう．嫌がる場合は**図**のような体勢で行うのも有効です．目の周りを清潔なガーゼやティッシュで拭き，目頭付近に点眼してからまばたきをさせる方法も有効です．患児が泣いている場合，涙で薬液が流されますので点眼は避けましょう[1]．

点眼容器の先端を目に近づけすぎると，容器に涙や細菌，花粉，目やになどが付着し，それらが容器の中に逆流してしまい，目薬の汚染につながります．まつ毛やまぶたに触れないように点眼し，もし点眼容器の中に異物が入っていたら使用を中止しましょう．

a プロレス型

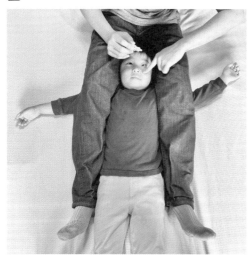

b 馬乗り型

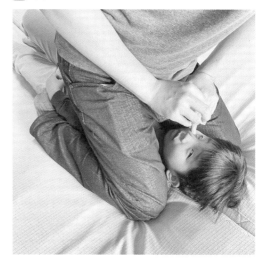

図 点眼を嫌がる場合の体勢例

（提供：昭和大学病院附属東病院 守屋賀奈絵先生より）

コンタクトレンズ使用中のとき

　小学校高学年になってくると，コンタクトレンズを装着している子どもも多くなります．小児であっても，まずはコンタクトレンズ使用の有無を確認しましょう．点眼剤には消毒薬の塩化ベンザルコニウムが含まれているものが多いのですが，これはコンタクトレンズに吸着されやすく，塩化ベンザルコニウムが吸着したレンズの使用を続けていると角膜上皮を障害します．したがって，コンタクトレンズを装着している患児に塩化ベンザルコニウム含有点眼剤を交付する際は，必ずコンタクトレンズを外してから点眼するよう指導することが重要です．点眼後にコンタクトレンズを装着する場合は，点眼から 5 ～ 10 分ほど時間を空けるようにしましょう．

複数の点眼剤を併用するとき

　小児科領域に限ったことではありませんが，複数の点眼剤を使用する場合には，互いに **5 分以上の間隔を空ける**よう指導する必要があります．間隔が十分でないまま次の点眼剤を使用すると，先に点眼した薬液が眼内へ吸収される前に外へ洗い流されてしまうためです．通常，結膜囊内の涙液が完全に置き換わるのに 5 分ほどかかります．最も効果を期待したい点眼剤は最後に点眼するのが原則です．

　また，点眼剤には水性，懸濁性，ゲル化する点眼剤などさまざまなタイプがあります．ゲル化する点眼剤は緑内障治療薬などに多くあまり小児科では使われませんが，懸濁性点眼剤ではフルメトロン点眼液やリボスチン点眼液など，小児でも用いられることが多いです．

　添付文書に明確に記載されてはいませんが，添加物にカルボキシビニルポリマー，ポビドン，ポリビニルアルコール（部分けん化物），ヒドロキシエチルセルロース，ヒプロメロース，メチルセルロース，グリセリンなどの**粘稠化剤が含まれている場合**は，ほかの点眼剤を使用後，**10 分以上の間隔を空けてから点眼**します．これらの製剤は効果に持続性をもたせるために，さまざまな製剤学的工夫が施されており，点眼時に少しでも他剤と混ざってしまうとその製剤特性が損なわれてしまうためです．念のため，服薬説明時にその点眼剤に含まれている添加物のチェックをしておくべきです．

取り扱いと保存方法

　特に指示がない限り，室温保存で問題ありません．点眼剤の容器には未開封時における使用期限が記載されています．開封後の保管は 1 日の使用回数などにもよりますが，ノズルの汚染なども考慮し，約 1 ヵ月程度が目安とされています．

文献 ―――――
1）日本眼科医会 監修：点眼剤の適正使用ハンドブック― Q&A ―，2022.〈http://www.dy-net.jp/eyedrop/tenganzai_handbook.pdf〉（閲覧日：2023 年 7 月 27 日）

剤形の特徴と服薬指導

8 吸入剤

吸入剤にはエアロゾルタイプの加圧噴霧式定量吸入器（pMDI）式（**図1 a**），ドライパウダータイプのドライパウダー吸入器（DPI）式（**図1 b**），そしてネブライザーで蒸気を起こして吸入する吸入液式の3タイプがあります．

吸入液タイプの薬剤は喘息の発作予防薬や気管支拡張薬などで採用されています．ネブライザーを介して吸入しますので，吸入手技的には最も簡便ですが，1回分を吸入するのに時間がかかり，小さい患児だとじっとしていられないこともあります．

薬によってはさまざまな吸入タイプの製剤をそろえているので，患児の特徴に見合った製剤を選択することが重要です．

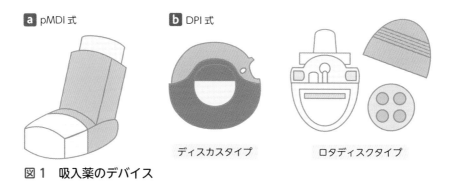

a pMDI式 **b** DPI式

ディスカスタイプ　　　　ロタディスクタイプ

図1　吸入薬のデバイス

使用方法

pMDI式吸入剤

最も手技が難しいのがpMDI式です．息をゆっくり吐いたあと，吸う瞬間に1回量を口内へ噴霧する「同調操作」が必要になります．小さい患児には難しい作業なので，スペーサーを使用する必要があります．

スペーサーは，噴霧した薬剤を閉鎖された容器に確保するため，同調操作をする必要がなく，ゆっくり吸うことができる補助具です．スペーサーにはマスクタイプとマウスピースタイプがあります（**図2**）．吸入後に息を止めることができない患児には，マスクタイプが適しています．スペーサーを用いた吸入方法を**図3**に示します．

また，pMDI式吸入剤の使用時には，①予備噴霧が必要かどうか，②使用可能な噴霧回数，③使用前の振とうの必要性，などを確認する必要があります（**表1**）．製剤によって条件が異なるため，治療の途中でほかのpMDI式の製剤へ変更になった場合などは，あらためて説明を行いましょう．

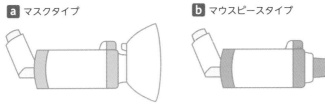

a マスクタイプ **b** マウスピースタイプ

図2　pMDI 式吸入剤に用いるスペーサー

事前準備

❶ キャップをはずして吸入剤を振とうする
（振とうが必要な薬剤のみ）

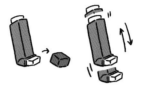

❷ スペーサーを取り付け，
ボンベの底をプッシュする（1 回）　　　　　　　↓ プッシュ

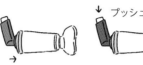

吸　入

マスクタイプ　　　　　　　　　　マウスピースタイプ

❸ 隙間ができないように　　　　　　❸ 隙間ができないように
マスクを口にあて，息を吸い込む　　　マウスピースをくわえる

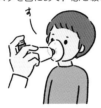 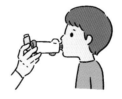

❹ そのまま，5 回程度呼吸する　　　　❹ そのまま，一気に息を吸い込む

❺ マスクを外し，息を吐き出す　　　　❺ マウスピースから口を離し，
　　　　　　　　　　　　　　　　　　　約 3 秒間，息を止める

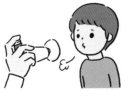

❻1 回 2 吸入の場合は，❸〜❹の動作を繰り返す

吸入終了後

❼吸入終了後，必ずうがいをする
うがいができなければ，水を飲むだけでも問題ありません

図3　スペーサーを用いた吸入方法

表1 pMDI式吸入剤の製剤情報

製剤名	予備噴霧	振とうの必要性	吸入回数
フルタイド 50μg エアゾール	不要	○	120
アドエア 50 エアゾール	4	○	120
フルティフォーム 50 エアゾール	4	○	56/120
サルタノールインヘラー 100μg	不要	○	約200
メプチンエアー 10μg メプチンキッドエアー 5μg	2	○	100
ベロテックエロゾル 100	2	△*	約200
オルベスコ 100μg インヘラー	3	×	56/112
キュバール 50 エアゾール	不要	×	100
アトロベントエロゾル 20μg	2	×	200

＊：ときどき振って，液が残っているかどうかを確認する．

DPI式吸入剤

　　DPI式の薬剤はディスカス，タービュヘイラー，スイングヘラー，ロタディスクなどがあります．喘息治療薬（フルタイド，アドエアなど）や抗インフルエンザ薬（イナビル）で採用されています．

　　DPI式は粉を吸入するので操作自体は簡単ですが，**ある程度強い力で吸うことが必要**です．ただ，そのことを服薬指導時に強調しすぎると，かえって吸い込みすぎてしまい，むせて咳込んでしまう患児もいます．

　　あくまで筆者の感覚的な話で，エビデンスがあるわけではないのですが，一度弱く吸入させてみて，その後さらに少し強めに吸入させるとうまくいくことが多いように思っています．

　　またDPI式の場合，薬物の微粒子は乳糖などの媒体に吸着しており，**目で確認できるものの大半は媒体**です．吸入後に舌に粉末状のものが残っていたとしても，必ずしも吸入失敗ではないことを患児や看護者に伝えておきましょう．

調剤 one point

　インフルエンザの場合，ただでさえ高熱や寒気などでつらい状況なのに，DPI式のイナビルを吸入するのはかなり厳しいと思います（この動作を少なくとも2回実施しないといけません）．イナビルは味に苦みがあるため，吸入時に気持ち悪さが増強され，そのまま嘔吐してしまう患児もいます．インフルエンザの患児にこの製剤を吸入してもらう場合は近くにバケツなどを用意しておくとよいでしょう．

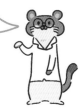

剤形の特徴と服薬指導

9 点鼻剤

小児科領域で使用する点鼻剤は，多くがアレルギー性鼻炎治療薬です．以下に小児が使用できるステロイド点鼻剤を示します（**表**）．

ベクロメタゾン以外の薬剤はいずれも粘稠性の液体です．添加物としてカルメロースナトリウムなどの高分子が含まれており，振とうによって内部で点鼻液の流動が始まると，粘性が低下してサラサラになる特性を有しています．このような薬剤は，**使用前によく振る**ことが重要です．また，吸入剤と同様に**予備噴霧が必要**です．

表　点鼻剤の製剤情報

製剤名	予備噴霧	振とうの必要性	噴霧回数
アラミスト点鼻液 27.5μg	6	○	56/120
小児用フルナーゼ点鼻液 25μg	7	○	56
ナゾネックス点鼻液 50μg	10	○	56/112
ベクロメタゾン鼻用パウダー 25μg「トーワ」	不要	×	60

 使用方法

点鼻剤の使用方法は吸入剤に比べると簡単です．顔を下向きにして鼻の穴に容器の先端を入れ，ワンプッシュするだけです．このほかに，薬液の漏洩を防ぐため，頭を後ろに傾けて，点鼻する方法もあります．患児に合った使用方法を選択してもらうようにしましょう．

使用時の注意点としては，点鼻剤を使用する前に必ずよく鼻をかむこと．使用後はノズルをティシュで拭き，清潔を保つことを説明しておくとよいでしょう．

あとは，可能噴霧回数の計算を誤らないことが重要です．点鼻剤を1回1噴霧で使用する場合，両鼻腔に1回ずつ噴霧するので，**一度で2噴霧分を消費**することになります．56噴霧タイプの製剤だと1本が28日分という計算です．

剤形の特徴と服薬指導

10 全身作用型貼付剤（経皮吸収剤）

　小児科で使用される代表的な経皮吸収剤は，ツロブテロールテープ（ホクナリンテープなど）だと思います．経皮吸収剤は，テープ膏体から主成分が持続的に放出され（**図**），血中濃度が有効血中濃度に到達するまでに数時間を要しますが，その後はしばらく有効血中濃度域を維持します．

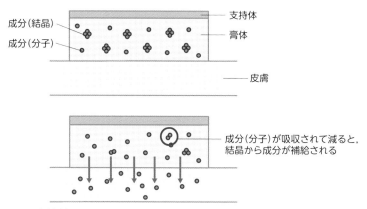

成分（結晶）
成分（分子）

支持体
膏体

皮膚

成分（分子）が吸収されて減ると，
結晶から成分が補給される

図　貼付剤のしくみ

使用方法

　経皮吸収剤は全身性の薬剤のため，基本的に貼付部位は上半身であればどの部位でも効果に大きな差はありません．ただ，違和感などがあり，自分ではがしてしまうこともあるため，**患児の手の届かない背中に貼るのがよい**でしょう．

　汗をかいている状況で経皮吸収剤を貼付すると，剥がれてしまう可能性があるため，汗をよく拭いてから貼付する必要があります．剥がれてしまった場合，まだ粘着性が残っていれば，貼り直してかまいません．もし粘着性が損なわれている場合は，苦肉の策として絆創膏などで固定し，粘着層を強制的に皮膚と接触させます．

　貼付したままの入浴は，剥がれますので不適切です．そのため，貼付時刻の指示がない場合は貼り換えのタイミングを入浴の後に設定しましょう．

　また，軟膏やクリーム剤などを塗布した部位への貼付は，吸収に影響を及ぼす可能性がゼロではないこと，剥がれやすくなる可能性があることなどを考えると，避けたほうが無難です．

　看護者と話していると，「この薬を貼るとすぐに咳が落ち着く」「症状が落ち着いた

らすぐに剥がしてよいと先生から言われた」などのようなことをよく聞きます．しかし，ツロブテロールテープの薬物動態的特徴を鑑みると，貼付してからすぐに効果が実感できることは考えられません（もちろんプラセボのような心理的な影響は否定しませんが……）．また，症状が落ち着いた時点でこの製剤を剥がしてしまうのも歓迎できません．皮膚から剥がした時点から，ツロブテロールは血中半減期に従って消失していきます．ツロブテロールの血中濃度が下がったあとに，再び咳などの症状が出始めたとき，あわてて新しい薬剤を貼付しても再び効果が出てくるのに数時間を要することになります．このようなことを考えると，仮にいったん症状が落ち着いたとしても，処方された分は継続して使用するほうがかえって効率がよいと思われます．したがって，ツロブテロールテープを使用する患児に対してはあくまで**継続的に使用するもの**という特徴を意識して服薬説明に臨む必要があります．

 ## トラブルシューティング

皮膚のかぶれが生じたら

貼付部位が赤くかぶれることがありますが，そのような場合は貼り換え時に部位を少しずらして貼るように指導するとよいでしょう．

貼付後に剥がれてしまったら

ホクナリンテープの場合，貼付から 12 時間後に約 74% の薬物が皮膚へ移行していることが報告されています（喘息患者）[1]．健常成人に 24 時間貼付した時の薬物の皮膚移行率が 82 〜 90% であることより[2]，貼付 12 時間後の皮膚移行は 24 時間貼付時の約 85% に相当することになります．もし，貼付後に剥がれてしまった場合や皮膚のかぶれがどうしても気になる場合は，貼付後 12 時間経過していれば，薬物は十分に吸収されているので，剥がれた状態を維持しても問題ありません．

もし，貼付してから数時間後に剥がれてしまい，どうしても再利用できない場合には，新しい製剤を貼付しても特に問題ないといえます[2]．ホクナリンテープは製剤上の特徴から，経口摂取と比較して血中濃度が上がりにくく，過量投与による副作用が生じることは考えにくいからです．

製剤的特徴を理解しておくと患児の生活状況に適した服薬指導が可能になります．ただし，この情報はあくまでホクナリンテープの先発品に関するものです．後発品の製剤システムは必ずしも先発品と同一ではないので，その都度，添付文書やインタビューフォームを参照しましょう．

文献
1) 須甲松信：気管支喘息の morning dipping に対するツロブテロール経皮吸収型製剤（HN-078）の臨床的検討．臨床医薬，11（4）：809-818，1995.
2) Uematsu T, et al.：The pharmacokinetics of the β_2-adrenoceptor agonist, tulobuterol, given transdermally and by inhalation. Eur J Clin Pharmacol, 44（4）：361-364, 1993.

コラム　エピペン

　小児科領域の処方箋で注射剤に関わることはほとんどありません．ただし，学校薬剤師の活動などで担当校を訪問すると，食物アレルギーで用いられるエピペンについて質問を受けることがあります．学校では，エピペンを預かって保健室で管理しているところが多いようです．

　エピペンは，アナフィラキシーが現れたときに使用し，医師の治療を受けるまでの間，症状の進行を一時的に緩和し，ショックを防ぐための補助治療剤（アドレナリン自己注射薬）です．あくまでも補助治療剤なので，アナフィラキシーを根本的に治療するものではありません．体重に合わせ，0.15 mg と 0.3 mg の 2 種類の規格があります．患児の体重に合っているものかどうか，養護教諭から相談を受けた際には，情報交換をしておく必要があると思います．

　エピペン注射後はただちに医師による診療を受ける必要があります．食物によるアナフィラキシー発現から心停止までの時間はわずか 30 分といわれており，アナフィラキシーを疑う症状が認められたら，できるだけ早期にエピペンを注射するとともに，救急車を呼ぶ必要があります．注射部位は太ももです（図）．お尻や腕には絶対に注射しません．また緊急時には衣服の上からでも注射してよいことになっています．

　薬局でアナフィラキシーの患児に対して本剤を扱う可能性は少ないですが，患児の家族や学校などから問い合わせを受けることもあるため，基本的な使用方法や特徴などについては理解しておきましょう．

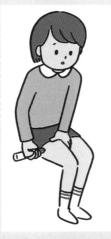

図　エピペン注射液の使用法

II

小児科でよくみる
症状・疾患

1 かぜ症候群（感冒）

　　かぜ症候群（感冒）は，厚生労働省の『抗微生物薬適正使用の手引き』では，「発熱の有無は問わず，鼻症状（鼻汁，鼻閉），咽頭症状（咽頭痛），下気道症状（咳，痰）の3系統の症状が『同時に』，『同程度』存在する病態を有するウイルス性の急性気道感染症」とされ，小児では感冒と急性鼻副鼻腔炎の区別は困難といわれています[1]．原因となるウイルスとしては，ライノウイルス，コロナウイルスが多くを占めます．

処方薬

成分名	代表的な商品名	剤　形	小児薬用量
咳に対して			
ジメモルファンリン酸塩	アストミン	錠　散　S	0.75 mg/kg/日
チペピジンヒベンズ酸塩	アスベリン	錠　散　DS　S	3 mg/kg/日[*1]
デキストロメトルファン臭化水素酸塩水和物	メジコン	錠　散	1 mg/kg/日
デキストロメトルファン臭化水素酸塩水和物・クレゾールスルホン酸カリウム		S	
鼻汁・鼻閉・痰に対して			
L-カルボシステイン	ムコダイン	錠　DS　S	30 mg/kg/日
アンブロキソール塩酸塩	ムコソルバン	錠　DS　S	0.9 mg/kg/日
喉の痛み・腫れに対して			
トラネキサム酸	トランサミン	錠　Cap　散　S	20〜30 mg/kg/日
発熱に対して			
アセトアミノフェン	カロナール	錠　細　S	10〜15 mg/kg/回[*2]
	アンヒバ	坐	

＊1：添付文書には年齢別投与量あり（適宜増減あり）．
＊2：投与間隔は4〜6時間．1回あたりの最大用量は500 mg，1日あたりの最大用量は1,500 mg．

> **📋 処方例**（体重10kgの場合）
>
> **咳・痰に対して**
> ▶ アストミンシロップ 0.25%　7.5mg/日
> 　ムコダインシロップ 5%　300mg/日　分3　毎食後
> ▶ アスベリン散 10%　30mg/日
> 　ムコダイン DS 50%　300mg/日　分3　毎食後
>
> **咳がひどいときに追加で処方（別包）**
> ▶ メジコン散 10%　10mg/日　分3　毎食後
>
> **鼻汁・鼻閉に対して**
> ▶ ムコダイン DS 50%　300mg/日
> 　小児用ムコソルバン DS 1.5%　9mg/日　分3　毎食後
>
> **喉の痛みに対して**
> ▶ トランサミンシロップ 5%　300mg/日　分3　毎食後
>
> **発熱に対して**
> ▶ カロナール細粒 20%　100mg/回　発熱時頓用
> ▶ アンヒバ坐剤小児用 100mg　1回1個　発熱時，直腸内に挿入

咳に対する処方

　チペピジンの小児薬用量は，適宜増減となっていることもあり，医療機関によって処方される用量に幅があります．添付文書には，年齢別の投与量が記載されています．成人では1日120mgの投与も可能ですが，めまいの副作用が多い傾向があるため，小児の場合には1日60mgまでの処方がほとんどです．

鼻汁・鼻閉に対する処方

　カルボシステインとアンブロキソールは作用機序が異なるため，併用することも多いです．耳鼻科からは，用法を1日2回に減らして処方されることがあります．
　鼻汁に対して用いられることのある第一世代の抗ヒスタミン薬は，気道の粘液の分泌も抑えてしまい，痰の粘稠度が上がり，咳込みが強くなり，かえって悪化させてしまうことが知られています．また，けいれんを誘発する可能性も指摘されているため，使用には注意が必要です．最近では，去痰薬とは別包にして処方するか，そもそも処方されない場合もあります．

発熱に対する処方

アセトアミノフェンが基本となります．剤形については看護者と相談して決めることもありますが，体重が 10 kg 未満の場合，坐剤が多い傾向です．一方で，旅行などで持ち運ぶ際には，坐剤よりも粉薬が好まれることがあります．

小児への投与が禁忌となっている薬

コデイン，ジヒドロコデインは海外で呼吸抑制による死亡事例の報告があり，2019 年より 12 歳未満の小児に禁忌となっています．

 ## 服薬指導・生活指導

服用のポイント

かぜ症候群に使用される薬は，あくまで対症療法でしかないことを理解して指導する必要があります．医師から指示がない限りは食事に関係なく服用可能なため，飲み忘れがないよう使用間隔をしっかりと指導しましょう．また，抗ヒスタミン薬が入っているものは眠気をきたすので，甘く味つけされている水剤などは 1 回の服用量をしっかりと守るように指導します．

解熱薬使用時のポイント

解熱薬の使い方については，医師の指示をあらかじめ確認しておきましょう．使用の目安は 38.5℃以上ですが，体温がそれ以上あっても活気があって飲水がしっかりできていればすぐに使う必要はありません．発熱が続き，眠れないときなどは速やかに使用します．38℃程度でも手足が温かく，熱が上がりきっているが，つらそうにしているときは早めに使っても問題ありません．つまり，患児がつらそうだったら使用するというのが適切な使い方です．

また，以下の点はしっかりと看護者に指導しておく必要があります．

❶解熱薬は，病気そのものを治す薬ではないこと

❷あくまで症状を一時的に和らげる薬なので，楽にしてあげるために使用すると考えたほうがよいこと

❸解熱薬使用後に平熱まで下がる場合もあれば，病気の勢いが強く，使用してもなかなか下がらない場合もあること

❹熱がある程度，上がりきったタイミングで使用するとよい．1 日 2 ～ 3 回が目安で，投与後 4 ～ 6 時間は空けるようにする

❺熱だけにこだわらず，ほかの症状がないかどうかも観察すること．特に小児は急性化膿性中耳炎なども併発しやすいので，日頃の様子との違いなども観察するとよい

　　発熱は，患児にとって大きな肉体的・精神的ストレスとなるだけでなく，周囲の人々にとっても大きな負担になります．何より発熱や痛みは，それ自体が苦痛であるため，患児が不機嫌になり，食欲の低下をきたします．必要に応じて適切に解熱を図ることは，一時的であるにせよ，患児の苦痛や不機嫌，食欲低下が解消し，周囲の大人が安らぐことにもつながるため，解熱薬の適切な使用を指導することは重要です．

かぜの養生法

　　かぜをひいたときには，「**安静**」「**保温**」「**栄養**」のかぜの養生法があります．ほとんどの場合，ウイルス性なので，適度な「保温」を心がけ「安静」にして休むことが重要となります．また「栄養」では，消化のよいものやビタミンなどを積極的に食事に取り入れましょう．

再受診が必要なケース

　　以下のような場合，再受診が必要になります．医師からも指導されていると思いますが，薬局でも確認しておくとよいでしょう．
❶39℃を超える発熱上昇などの急激な症状変化
❷鼻水の色が黄～緑色に着色⇒急性鼻副鼻腔炎の可能性あり
❸水分を摂りたがらず尿が減っている⇒脱水傾向
❹新たな症状（耳を触るしぐさなど）が出てきたとき
❺4日以上発熱している場合⇒細菌性の二次感染症の可能性あり[1]

文献 ─────
　1）厚生労働省健康局結核感染症課：抗微生物薬適正使用の手引き 第二版．p.9，2019．

2 インフルエンザ

　　インフルエンザは流行性感冒とも呼ばれ，インフルエンザウイルスの感染で発症します．季節性インフルエンザとして流行するのはA型とB型で，感染経路は咳やくしゃみによる飛沫感染や接触感染です．典型的なインフルエンザは，ウイルスの感染を受けてから1～3日間の潜伏期を経て，38℃以上の高熱や頭痛，筋肉痛，関節痛，全身の倦怠感などの症状が突然現れます．その後，咳，鼻汁などの上気道炎症状が続き，約1週間で軽快します．消化器症状が出る場合もありますが，型による症状の違いはほぼありません．いずれの型にしても乳幼児の場合には，脳炎・脳症の合併症が問題となるため，素早い対応が求められます．

処方薬

成分名・一般的名称	代表的な商品名	剤　形	予防投与	小児薬用量
抗インフルエンザ薬				
オセルタミビルリン酸塩	タミフル	Cap DS	○	新生児・乳児：6mg/kg/日 幼小児：4mg/kg/日
ザナミビル水和物	リレンザ	吸	○	10mg/回
ラニナミビルオクタン酸エステル水和物	イナビル	吸	○	10歳未満：20mg/回 10歳以上：40mg/回
ペラミビル水和物	ラピアクタ	注	×	10mg/kg/回
バロキサビル マルボキシル	ゾフルーザ	錠 顆	○	12歳未満　10～20kg：10mg/回 　　　　　20～40kg：20mg/回 　　　　　40kg以上：40mg/回 12歳以上　80kg未満：40mg/回 　　　　　80kg以上：80mg/回
漢方薬				
麻黄湯*	ツムラ麻黄湯エキス顆粒（医療用）	細 顆	×	成人1日量（7.5g）に対し以下の量 0～1歳：1/4以下 2～3歳：1/3 4～6歳：1/2 7～15歳：2/3

＊：悪寒，発熱，頭痛，腰痛，自然に汗の出ないものの次の諸症：インフルエンザ（初期のもの）

> **処方例**（4歳・体重15kgの場合）
>
> **抗インフルエンザ薬**（吸入剤は吸入が可能であれば）
> ▶ タミフルドライシロップ3%　60mg/日　分2　朝夕食後　5日分
> ▶ リレンザ5mgブリスター　1回2ブリスター吸入　1日2回　朝夕　5日間吸入
> ▶ イナビル吸入粉末剤20mg　20mg/回　単回吸入
>
> **漢方薬**
> ▶ 麻黄湯エキス顆粒　3.75g/日（製剤量）　分3　毎食前　5日分
>
> **発熱に対して**
> ▶ カロナール細粒20%　150mg/回　発熱時頓用

抗インフルエンザ薬

　インフルエンザは，ほとんどの場合で自然軽快するため，必ずしも抗インフルエンザ薬を投与する必要はないとされています[1]．また，抗インフルエンザ薬にも副作用があり，なかでも頻度が高いのは消化器症状です．例えば，オセルタミビルによる胃腸症状の頻度は嘔気が6%，嘔吐が8%程度とされているので，医師によってはリスクとベネフィットを考えて，あえて処方しないこともあります．

漢方薬

　抗インフルエンザ薬を希望しない場合には，麻黄湯（麻黄，桂皮，杏仁，甘草）が処方されることがあります．オセルタミビルの単独使用よりも，麻黄湯単独使用のほうが発熱の持続時間を短縮させることが知られています．作用機序は解明されていませんが，インフルエンザ罹患時のサイトカインの調整や抗ウイルス活性が認められており，複合的な作用により抗インフルエンザ作用を示すと考えられています．

服薬指導・生活指導

抗インフルエンザ薬の服薬指導

　抗インフルエンザ薬は発症から48時間以内の使用が原則ですので，医師からどのような説明を受けているかが重要となります．実際に筆者が経験したのは，夕方に来局された看護者に「まず帰ったらすぐにオセルタミビルの1回分を，ごはんに関係なく服用させてください．次に夜中の1時くらいに2回目のオセルタミビルを服用，そして朝は通常どおりオセルタミビルを服用させて．うまくいくと昼くらいには熱が下がるから」と医師から綿密な服薬スケジュールを含めた説明があり，後日，伺ったところ，言っていたとおりになったと驚かれていました．ですので，看護者がどのような説明を受けているか，確認してみてください．

オセルタミビルドライシロップの香りは良いのですが，後味は，はっきりいって苦いです．粉薬が苦手な患児には嗜好品を使用することも考えますが，コストをかけない方法として，お手製の単シロップを作る方法を紹介するのもよいと思います．市販の単シロップは 100 mL 中に 85 g の砂糖を含んでいるので，それを参考にすれば簡単に作れます．単シロップとドライシロップを混ぜてペーストにしたものを舐めさせた後に，水で服用させます．苦そうな顔をしたときは，混ぜていない単シロップを舐めさせて，誤魔化すことも可能です．

吸入剤の服薬指導

ザナミビル，ラニナミビルなどの吸入剤が処方された場合，吸入できるかどうかがポイントになります．**吸入剤の使用ができるおおよその目安は 5 歳以上**となりますが，5 歳以下でも喘息の吸入治療で経験のある患児には使用可能かもしれません．そのときは，練習用キットなどで手技の確認を行う必要があるでしょう．

ラニナミビルは単回吸入で終了となるので，薬剤師の目の前で吸入してもらうこともある薬ですが，筆者の経験上，ラニナミビルは咽頭への刺激がやや強いようで，大人でもむせることがあるだけでなく，小児では吐き出してしまうこともありました．

オンラインでの服薬指導が可能となったことで，吸入指導にもオンラインを活用した方法など工夫が必要となるでしょうし，薬剤師がみて吸入が難しいと判断した場合には，疑義照会する必要もあるでしょう．

解熱薬の使用

解熱薬は，インフルエンザそのものを治療する薬ではありません．服用するタイミングや間隔などを看護者に確認しておき，不明な点がないように説明しましょう．

家庭でのケア

❶脱水の予防

発熱のため水分と電解質が失われています．スポーツドリンクや経口補水液（ORS）が適していますが，何を飲むかよりも，水分を摂るということが重要となります．少量ずつこまめに服用することが重要です（p.137 参照）．

❷冷やす場合

冷たいタオルや冷却ジェルなどは，おでこよりも皮膚表面の近くに流れる動脈を冷やすのが効果的です．市販の冷却ジェルなどの外箱には，具体的な場所〔首の横（総頸動脈），腋の下（腋窩動脈），足の付け根（外腸骨動脈）〕が書いてありますので，指導の参考にするとよいでしょう．

❸異常行動

インフルエンザで療養中の小児の約 10％ に「突然走り出す」「おびえ・恐慌状態」「無意味な動作の繰り返し」「徘徊」といった異常行動の事例が報告されています（**図**）[2]．抗インフルエンザ薬の使用有無にかかわらず，発熱から 2 日間以内に起こりやすいとされているので，事故を防止するため，看護者には以下のような説明をしましょう[2]．

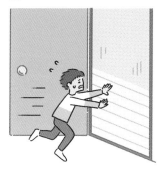 部屋から出ようとする　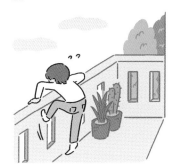 ベランダから飛び降りようとする　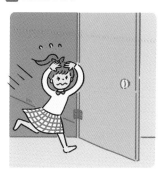 突然走りだす

図　異常行動の例

- 玄関，部屋の窓を施錠する
- 窓に格子がついている部屋があれば，そこへ寝かせる
- ベランダがない部屋に寝かせる
- 一戸建ての場合は，なるべく 1 階に寝かせる

　2007 年にオセルタミビルを服用した 10 代の患者がマンションから転落死するという事例が複数報告されました．抗インフルエンザ薬が原因ではないかと考えられ，添付文書には 10 代の患者への使用を差し控えるよう警告する文言が追加されていた時期がありました．しかし，その後の調査の結果，抗インフルエンザ薬の服用の有無にかかわらず異常行動がみられることが明らかになり，現在この警告文は削除されています．

❹家庭内・周囲への感染予防

　インフルエンザウイルスは，エンベロープをもつウイルスです．ということは，石けんなどの界面活性剤や消毒用アルコールに弱いのです．看護者だけでなく，家族に向けた正しい手指衛生の指導も重要です．最近では製薬会社の web サイトなどでも小児用に手洗い方法の動画を公開していますので，参考にしてみるとよいでしょう．

　感染力は，発症前日から有し，24 〜 48 時間が最も高くなります．なお，学校保健安全法施行規則により，発症後 5 日かつ，解熱後 2 日（幼児 3 日）が経過するまで出席停止となります．

文献 ───

1）日本小児科学会：2022/23 シーズンのインフルエンザ治療・予防指針．（閲覧：2023 年 1 月 20 日）
　〈https://www.jpeds.or.jp/uploads/files/20220926-1flu.pdf〉
2）厚生労働省：インフルエンザの患者さんへの注意喚起．2009．（閲覧：2023 年 1 月 20 日）
　〈https://www.mhlw.go.jp/bunya/kenkou/kekkaku-kansenshou01/dl/pamphlet181207_02.pdf〉

3 水痘（みずぼうそう）

　水痘は，水痘帯状疱疹ウイルス（varicella zoster virus：VZV）により引き起こされる急性伝染性疾患です．「水痘」よりも「みずぼうそう（水疱瘡）」のほうが有名ですね．VZV の感染力は麻疹ウイルスよりは弱く，風疹ウイルスやムンプスよりは強いため，幼稚園や保育園での感染がしばしばみられます．発症すると，痒みを伴う発疹が全身に現れ，やがて水疱となります．また，38℃台まで発熱することもあります．一度感染すると，終生免疫を獲得しますが，成人で感染した場合，小児よりも症状が強く出ることがよく知られています．

処方薬

成分名	代表的な商品名	剤 形	小児薬用量・用法
抗ウイルス薬			
アシクロビル	ゾビラックス	顆	80 mg/kg/日 （1 日最大 3,200 mg）
バラシクロビル塩酸塩	バルトレックス	錠	40 kg 以上：3,000 mg
		顆	75 mg/kg/日 （1 日最大 3,000 mg）
痒みに対して			
レボセチリジン塩酸塩	ザイザル	錠 S	6 ヵ月〜1 歳：1.25 mg/日 1〜7 歳：2.5 mg/日 7〜15 歳：5 mg/日
フェノール・亜鉛華リニメント	カチリ	外用液剤	1 日数回
発熱に対して			
アセトアミノフェン	カロナール	錠 細 S	10〜15 mg/kg/回*
	アンヒバ	坐	

＊：投与間隔は 4〜6 時間．1 回あたりの最大用量は 500 mg，1 日あたりの最大用量は 1,500 mg．

> **処方例**（1 歳，体重 10 kg の場合）
>
> **抗ウイルス薬**
> ▶ アシクロビル DS 80%　800 mg/日　分 4　毎食後・就寝前　5 〜 7 日分
> ▶ バルトレックス顆粒 50%　750 mg/日　分 3　毎食後　5 〜 7 日分
>
> **痒みに対して**
> ▶ ザイザルシロップ 0.05%　2.5 mg/日　分 2　朝食後・就寝前　5 日分
> ▶ フェノール・亜鉛華リニメント　20 g　1 日数回　患部に塗布
>
> **発熱に対して**
> ▶ カロナール細粒 20%　100 mg/kg/回　発熱時頓用

抗ウイルス薬

　抗ウイルス薬は，水痘ワクチンの接種の有無により，医師の判断で使用されないこともあります．使用する場合は，皮疹の出現後 48 時間以内に服用開始することが望ましいとされています．ゾビラックスは，水痘に適応がある製剤は顆粒剤のみですが，後発品には水痘に適応のあるドライシロップ剤やシロップ剤があります．

痒みに対する処方

　痒みが強いときは，オロパタジン，フェキソフェナジンやレボセチリジンなど眠気の少ない第二世代抗ヒスタミン薬を内服することがあります．これらの薬剤は年齢により小児薬用量が決まっているため，処方監査に注意が必要です（p.98 参照）．

発熱に対する処方

　解熱薬には安全性の高いアセトアミノフェン製剤が用いられます．インフルエンザと同様に水痘に罹患した小児には，サリチル酸製剤，ジクロフェナク製剤はライ症候群（肝臓への脂肪沈着を伴う急性脳症）を引き起こす可能性があるので，禁忌となります．手持ちの解熱薬を使用する場合には，ジクロフェナク製剤が含まれていないかどうかを確認しましょう．

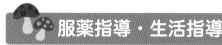

服薬・塗布時のコツ

　ゾビラックス顆粒やバルトレックス顆粒は水に溶けず，味のない顆粒ですが，潰すと苦みを感じます．服用の際は，バニラアイスなどを利用するとよいでしょう．アシクロビルの後発品には，味を改良したドライシロップ製剤やシロップ剤もありますので，後発品に変更可能な処方であれば，検討してみましょう．

　フェノール・亜鉛華リニメント（商品名：カチリ）は鎮痒作用のあるフェノールと，患部を保護し炎症を和らげる酸化亜鉛を配合したもので，ドロッとした外用液剤です．塗布する際には綿棒などを使って，一つひとつの水痘疹を覆うように優しく塗るのがコツです（決して水疱を破ってはいけません）．服薬指導の際には，塗ったら乾くまで待つことも伝えましょう．

生活上の注意点

　痒みを生じるため，次の点に注意する必要があります．

❶爪を切りましょう

　痒みが強いため，かきたくなりますが，かき壊すと細菌性の皮膚感染症〔伝染性膿痂疹（とびひ）〕になりかねないので，爪は切っておきます．

❷入浴

　水疱が痂皮化すれば，入浴も可能です．ただし温まると痒みが強くなることがあります．シャワーなどでさっと汗を流しておくだけのほうが，痒みを感じにくくなるのでおすすめです．

周囲への感染予防

　学校保健安全法施行規則により，すべての発疹が痂皮化するまで（7〜10日間）は出席停止となります（痂皮化すると感染力はありません）．

水痘ワクチン

　現在，国内では乾燥弱毒生水痘ワクチンが用いられており，2014年からは定期接種となりました．1回の接種で，小脳炎や肺炎などを合併するような重症の水痘をほぼ100%予防でき，2回の接種により，軽症を含めた水痘の発症を予防できると考えられています．1歳になったら早めに接種し，3ヵ月以上（通常は6〜12ヵ月）あけて2回目の接種が推奨されています（図）．

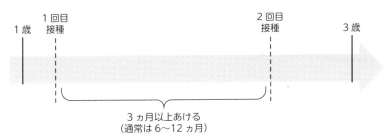

図　水痘ワクチンの接種間隔

 カポジ水痘様発疹症

　水痘と似た症状が現れる疾患に，カポジ水痘様発疹症があります．アトピー性皮膚炎などの湿疹に単純ヘルペスウイルスが感染することで発症します．リンパ腺が腫れ，38℃以上の高熱が出ることが多く，小さい水疱が急速に広がるのが特徴です．また，ただれるので痛みも伴います．この場合，アシクロビル，バラシクロビルの内服（重症の場合にはアシクロビルの点滴）と症状に合った治療（細菌感染も疑われるようなら抗菌薬も投与）が行われます．

　発症しないためにもアトピー性皮膚炎の患児には，日頃から外用剤を用いた皮疹のコントロールが重要となってきます．

4 麻しん（はしか）・風しん

麻しん（はしか）は，麻しんウイルスの空気感染により引き起こされる感染症です．感染者1人から未感染者12〜18人に感染させるほどの感染力の強さを示し，先進国でも1,000人に1人が死亡するといわれています．一方，風しんは，風しんウイルスが飛沫感染することにより引き起こされる感染症で，症状は麻しんと似ていることから「三日はしか」と呼ばれています．どちらの感染症も，一度感染すると終生免疫を獲得します．

🍄 処方薬

成分名	代表的な商品名	剤　形	小児薬用量・用法
発熱・疼痛に対して			
アセトアミノフェン	カロナール	錠 細 S	10〜15 mg/kg/回 ＊1
	アンヒバ	坐	
フェルビナク	セルタッチ	貼 （パップ）	70 mg・140 mg/回
フルルビプロフェン	アドフィード	貼 （パップ）	20 mg・40 mg/回
咳に対して			
ジメモルファンリン酸塩	アストミン	錠 散 S	0.75 mg/kg/日
チペピジンヒベンズ酸塩	アスベリン	錠 散 DS S	3 mg/kg/日 ＊2
デキストロメトルファン臭化水素酸塩水和物	メジコン	錠 散	1 mg/kg/日
デキストロメトルファン臭化水素酸塩水和物・クレゾールスルホン酸カリウム		S	
痰に対して			
L-カルボシステイン	ムコダイン	錠 DS S	30 mg/kg/日
アンブロキソール塩酸塩	ムコソルバン	錠 DS S	0.9 mg/kg/日

＊1：投与間隔は4〜6時間．1回あたりの最大用量は500 mg，1日あたりの最大用量は1,500 mg.
＊2：添付文書には年齢別投与量あり（適宜増減あり）.

> **≣ 処方例**（体重10 kgの場合）
>
> **発熱・疼痛に対して**
> ▶ カロナール細粒 20%　100 mg/回　発熱時頓用
> ▶ セルタッチパップ 70　1日2回　患部に貼付
> ▶ アドフィードパップ 40 mg　1日2回　患部に貼付
>
> **咳・痰に対して**
> ▶ アストミンシロップ 0.25%　7.5 mg/日
> 　ムコダインシロップ 5%　300 mg/日　分3　毎食後
> ▶ アスベリン散 10%　30 mg/日
> 　ムコダイン DS 50%　300 mg/日　分3　毎食後

疼痛に対する処方

　風しんでは，関節痛や頸部の痛みを生じることがあり，湿布剤を処方される場合があります．もちろん看護者には，湿布かぶれの前兆症状（赤く痒くなる，ブツブツが出るなど）を伝えておくことも重要です．

　疼痛の場合では，アセトアミノフェンとして1回あたり5 mg/kgで処方されることがあります．

関連項目

咳に対する処方……………………………　p.73

🍄 服薬指導・生活指導

療養上の注意点

　対症療法が中心となるので，看護者には患児の様子を観察してもらい，医師の指示に沿った服薬ができるよう，頓用の指示であればどのタイミングで服用するかなどを具体的に説明します．

　麻しん・風しんは発熱があるので，水分をこまめに摂取するように促します．水分を摂れない場合は，再度受診する必要があります．

周囲の感染予防

　学校保健安全法施行規則により，麻しんは解熱した後3日を経過するまで，風しんは発疹が消失するまで，出席停止となります．

　成人が麻しんに感染すると症状が重くなることが多く，入院することもあります．また妊娠初期の女性が風しんに感染すると，胎児にも感染し，先天性風しん症候群（難聴，白内障，心臓病，精神運動発達遅滞など）を引き起こす可能性があります（**図1**）．

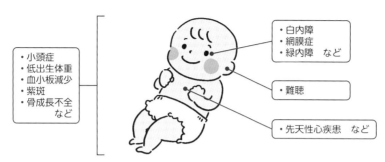

図 1　先天性風しん症候群の症状

麻しん・風しんワクチン

　麻しん・風しんはワクチン接種により，約 95% の人がウイルスに対する免疫を獲得できるといわれています．また，2 回の接種を受けることで 1 回の接種では免疫を得られなかった人の多くに免疫をつけることができます．現在，わが国では「乾燥弱毒生麻しんワクチン」「乾燥弱毒生風しんワクチン」「乾燥弱毒生麻しん風しん混合ワクチン（MR ワクチン）」の 3 つが使用可能で，なかでも MR ワクチンが頻用されています．いずれも生ワクチンですので，妊婦には使用できません．小児では 1 歳児と小学校就学前の 1 年間に 2 回，定期接種することになっています（**図 2**）．接種時期などは，各自治体で公表しているので，看護者への情報提供に活用しましょう．

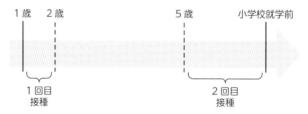

図 2　MR ワクチンの接種時期

5 ヘルパンギーナ

　ヘルパンギーナは，手足口病，咽頭結膜熱とともに夏かぜの代表ともいえるウイルス感染症です．主にコクサッキーウイルス A 群が感染することで，39℃前後の高熱が1〜3日続き，咽頭が赤く腫れて小さな水疱ができ，やがて小さな潰瘍となり痛みを伴います．原因となるウイルスにはさまざまな型が存在するため，一度感染してもまた感染することがあります．現在，ヘルパンギーナに対するワクチンはありません．

処方薬

成分名	代表的な商品名	剤　形	小児薬用量・用法
発熱に対して			
アセトアミノフェン	カロナール	錠 細 S	10〜15mg/kg/回*
	アンヒバ	坐	
咽頭炎に対して			
トラネキサム酸	トランサミン	錠 Cap 散 S	20〜30mg/kg/日
口内炎に対して			
デキサメタゾン	デキサメタゾン口腔用軟膏 0.1%「NK」	軟	1日1〜数回

＊：投与間隔は 4〜6 時間．1 回あたりの最大用量は 500mg，1 日あたりの最大用量は 1,500mg.

処方例 (体重 15kg の場合)

発熱に対して

▶ カロナール細粒 20%　150mg/回　発熱時頓用

咽頭痛，口内炎に対して

▶ トランサミンシロップ 5%　300mg/日　分 3　毎食後
▶ デキサメタゾン口腔用軟膏 0.1%「NK」　5g　1 日 1〜数回　患部に塗布

口内炎に対する処方

　口内炎に使用する外用剤の主成分は副腎皮質ステロイドですが，飲み込んでも問題ありません．指だけでなく，綿棒を使って塗ることも可能です．

　口腔用軟膏は頻用されるものではないため，口頭での説明だけでは使用方法がイメージしにくい場合もあります．適宜，自作のパンフレットや，製薬会社提供の患者向け資材を活用することで，看護者の理解が深まります．

服薬指導・生活指導

療養上の注意点

　対症療法が中心となるので，看護者には患児の様子を観察してもらい，医師の指示に沿った服薬ができるよう，頓用の指示であればどのタイミングで服用するかなどを具体的に説明します．

　ヘルパンギーナに感染すると高熱が出るので，水分はこまめに摂取するよう促します．ただし，オレンジジュースなど酸味のある飲み物は，口内炎や咽頭痛などに刺激があるので，避けたほうがよいでしょう．アイスクリームやプリンは糖分や脂肪分もあり，咽頭への負担も少ないのでおすすめです．水分を摂れない場合や，排尿の回数が少ない場合には脱水症の可能性もあることから，受診するよう説明します．高熱と水分摂取の拒否により脱水症状を併発した場合には，維持液 7.5％ 糖加などの補液の投与が必要となります．

周囲への感染予防

　ヘルパンギーナは飛沫感染と接触感染により感染します．回復後も，口からは 1 ～ 2 週間，便からは 2 ～ 4 週間にわたってウイルスが排出されるので，おむつなどの交換後はきちんと手指や周囲を消毒します．原因となるコクサッキーウイルス A 群は，エンベロープをもたないウイルスなので，アルコール消毒をしても効果がありません．また次亜塩素酸ナトリウムなどの塩素系消毒薬は手指消毒には使用できないので，石けんを用いた手洗いなど日頃から実践できる適切な感染防止策をアドバイスしましょう．

　学校保健安全法施行規則では発熱や喉頭・口腔の水疱・潰瘍を伴う急性期は出席停止，治癒期は全身状態が改善すれば登校可能となっていますが，日本小児科学会では，「流行の阻止を狙っての登校（園）停止は有効性が低く，またウイルス排出期間が長いことからも現実的ではない．本人の全身状態が安定している場合は登校（園）可能である．ただし，手洗い（特に排便後）を励行する．」とされています[1]．いずれにしても登校（登園）する場合には，学校（幼稚園，保育園）側にも情報提供するように説明しましょう．

文献 ————

1）日本小児科学会：学校，幼稚園，認定こども園，保育所において予防すべき感染症の解説（2023 年 5 月改訂版）.〈https://www.jpeds.or.jp/modules/activity/index.php?content_id=46〉（2023 年 7 月 19 日閲覧）

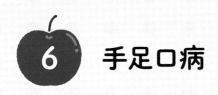

6 手足口病

夏かぜの一つですが，皮膚科で診断されることも多く，小児だけでなく成人にも感染します．原因となるコクサッキーウイルス，エンテロウイルスにさまざまな型が存在するため，一度感染してもまた感染することがあります．有効なワクチンはありません．症状は口腔粘膜や手掌，足底，足背などに水疱性発疹や小さい発疹が現れます．必ずしも発熱するわけではなく，熱が出ても 37 〜 38℃にとどまります．

処方薬

成分名	代表的な商品名	剤 形	小児薬用量・用法
発熱に対して			
アセトアミノフェン	カロナール	錠 細 S	10 〜 15 mg/kg/回*
	アンヒバ	坐	
咽頭炎に対して			
トラネキサム酸	トランサミン	錠 Cap 散 S	20 〜 30 mg/kg/日
口内炎に対して			
デキサメタゾン	デキサメタゾン口腔用軟膏 0.1%「NK」	軟	1 日 1 〜 数回
皮疹に対して			
クロベタゾン酪酸エステル	キンダベート	軟	1 日 1 〜 数回
ヒドロコルチゾン酪酸エステル	ロコイド	軟 C	1 日 2 〜 数回

＊：投与間隔は 4 〜 6 時間．1 回あたりの最大用量は 500 mg，1 日あたりの最大用量は 1,500 mg．

> **📋 処方例**（体重 15 kg の場合）
>
> **発熱に対して**
> ▶ カロナール細粒 20%　150 mg/回　発熱時頓用
>
> **咽頭痛，口内炎に対して**
> ▶ トランサミンシロップ 5%　300 mg/日　分 3　毎食後
> ▶ デキサメタゾン口腔用軟膏 0.1%「NK」　5 g　1 日 1 回〜数回　患部に塗布
>
> **皮疹に対して**
> ▶ キンダベート軟膏 0.05%　5 g　1 日 1〜数回　患部に塗布
> ▶ ロコイド軟膏 0.1%　5 g　1 日 1〜数回　患部に塗布

皮疹に対する処方

　皮疹の発赤や痒みに対しては，副腎皮質ステロイドの外用剤が処方されることがあります．通常はミディアムクラスの副腎皮質ステロイド外用剤が使用されますが，皮膚科では皮疹が出ている部位と症状の強さによりベリーストロングクラスが使われることもあります．また，皮疹が水疱性の場合は水痘疹に使用されるフェノール・亜鉛華リニメント（商品名：カチリ）が処方される場合もあります（p.82 参照）．

服薬指導・生活指導

療養上の注意点

　夏かぜの一つなので，対症療法が中心となります．看護者には患児の様子を観察してもらい，医師の指示に沿った服薬ができるよう，頓用の指示であればどのタイミングで服用するかなどを具体的に説明します．副腎皮質ステロイド外用剤が処方されたときは，塗り方も重要で，擦り込まずに塗るということを伝えましょう．

　家庭でのケアは，基本的には発熱や感冒症状のときと同じです．脱水を防ぐため，こまめな水分摂取を行います．口腔内の症状がひどくなければ，経口補水液の摂取を勧めてみるのもよいと思います．

周囲の感染予防

　原因となるウイルスは，回復後も 2 〜 4 週間にわたって便に排泄されるため，おむつの交換後や便の処理後の手指衛生には特に注意が必要です．エンテロウイルス，コクサッキーウイルスはエンベロープをもたないウイルスなので，アルコール消毒をしても効果がありません．換気をしながら塩素系消毒薬を用いて周囲を消毒するほか，石けんを用いた手洗いやマスクを着用しましょう．

　ヘルパンギーナ（p.89 参照）と同様で，本人の全身状態が安定しており口腔内の水

疱・潰瘍の影響がなく普段の食事が摂れる場合には登校可能とされています [1]．登校（登園）する場合には，学校（幼稚園，保育園）側にも情報提供するように説明しましょう．

合併症の早期発見

　手足口病は，まれに無菌性髄膜炎（細菌感染以外の原因）などの合併症を引き起こすことが知られています．高熱が出る，発熱が 2 日以上続く，嘔吐する，頭痛，うなじが硬くなる，水分を嫌がるなどの症状がみられた場合は，髄膜炎のレッドフラッグサインですので，すぐに医療機関を受診する必要があります．

　体温の推移をみるときに必要な体温（熱型）表はスマートフォンのアプリでもダウンロードできますし，パソコンが得意であれば Excel で体温表を自作することもできます．ぜひ体温表の活用を提案してみてください．

文献 ————
1) 日本小児科学会：学校，幼稚園，認定こども園，保育所において予防すべき感染症の解説（2023 年 5 月改訂版）．〈https://www.jpeds.or.jp/modules/activity/index.php?content_id=46〉（2023 年 7 月 19 日閲覧）

7 咽頭結膜熱

咽頭結膜熱は読んで字のごとく，咽頭炎，結膜炎（眼脂，充血），発熱がみられるウイルス性感染症で，ヘルパンギーナや手足口病と同じく，夏かぜの仲間です．アデノウイルスが原因で，プールでの接触やタオルの共用によりヒトからヒトへ感染が拡大することが多いので，プール熱とも呼ばれています．小児だけでなく，成人にも感染します．

処方薬

成分名	代表的な商品名	剤 形	小児薬用量・用法
発熱に対して			
アセトアミノフェン	カロナール	錠 細 S	10 ～ 15 mg/kg/回*
	アンヒバ	坐	
咽頭炎に対して			
トラネキサム酸	トランサミン	錠 Cap 散 S	20 ～ 30 mg/kg/日
アズレンスルホン酸ナトリウム水和物	アズノール	含嗽剤	1 日数回
眼脂に対して			
トスフロキサシントシル酸塩水和物	オゼックス	点	1 日 3 回
充血に対して			
フルオロメトロン	フルメトロン	点	1 日 2 ～ 4 回

＊：投与間隔は 4 ～ 6 時間．1 回あたりの最大用量は 500 mg，1 日あたりの最大用量は 1,500 mg.

> **処方例**（体重 20 kg の場合）
>
> **発熱に対して**
> ▶ カロナール細粒 20%　200 mg/回　発熱時頓用
>
> **咽頭炎に対して**
> ▶ トランサミンシロップ 5%　600 mg/日　分 3　毎食後
> ▶ アズノールうがい液 4%　5 mL　1 日数回　うがい
>
> **眼脂に対して**
> ▶ オゼックス点眼液 0.3%　5 mL　1 回 1 滴　1 日 3 回点眼
>
> **充血に対して**
> ▶ フルメトロン点眼液 0.02%　5 mL　1 回 1 滴　症状が強いとき

服薬指導・生活指導

療養上の注意点

　対症療法が中心となるので，看護者には患児の様子を観察してもらい，医師の指示に沿った服薬ができるよう，解熱薬の服用のタイミング，使用間隔などを具体的に説明しましょう．また，アズノールうがい液は，スーッとした感じのうがい薬ですが，服に付着すると洗濯しても落ちにくいため，使用の際に気をつけなくてはなりません．
　ヘルパンギーナや手足口病と同様に，こまめな水分補給が重要で，咽頭痛があるときはオレンジジュースなどの刺激のあるものは避けたほうがよいでしょう．アイスクリームやプリンはのどへの負担も少ないのでおすすめですし，細かく砕いた氷をなめさせることで，水分も補給できます．

点眼剤の使用方法

　抗菌薬の点眼剤は，左眼用と右眼用に別々に処方されることがあります．
　また，フルメトロン点眼液は副腎皮質ステロイド水性懸濁点眼剤のため，点眼する順番と間隔に注意が必要です．懸濁性点眼剤とそれ以外の点眼剤を併用する場合，点眼間隔を 5 分以上空けてから，懸濁性点眼剤を最後に点眼します．フルメトロン点眼液とオゼックス点眼液が同時に処方された場合は，先にオゼックス点眼液を点眼してから，フルメトロン点眼液を使用するようにしましょう．
　患児が泣いているときに点眼しても，すぐに涙と一緒にウォッシュアウトされてしまうため，泣いているときは点眼しません．嫌がるようであれば，寝ている間に点眼してもよいでしょう．そのほかの点眼のポイントは 62 ページを参照してください．

周囲の感染予防

　眼脂が感染源となるため，拭き取る際はティッシュなどを用い，すぐに捨てましょう．タオルは，家族と別のものを使うようにしましょう．

　アデノウイルスは，回復後も咽頭から約 2 週間，便から約 30 日間はウイルスが排出されるため，おむつなどの交換後の手指衛生には特に注意が必要です．アデノウイルスはエンベロープをもたないウイルスなので，アルコール消毒をしても効果がありません．物や周囲の消毒には塩素系消毒薬が有効です．手指には，塩素系消毒薬が使用できないので，石けんを用いて手洗いをしたあとに消毒用エタノールを使用するよう説明しましょう．

　学校保健安全法施行規則では，主要症状（発熱，咽頭炎，結膜炎）が消失した後 2 日を経過するまで出席停止となります．

8 溶連菌性咽頭炎

　よくみる感染症で，溶連菌感染症ともいわれます．A 群 β 溶血性レンサ球菌という細菌が感染することで，咽頭炎や扁桃炎を引き起こします．どの年代でも感染しますが，幼稚園から小学校低学年に多くみられます．感染力が強く，飛沫感染するため，家庭内感染が起こりやすい感染症として有名です．症状としては咽頭痛，38 〜 39℃の発熱がありますが，かぜ症候群とは異なり咳や鼻水が出ないという特徴があります．また舌が赤くなり，イチゴのようなツブツブが出るイチゴ舌も特徴的です．溶連菌の発赤毒素により，全身に小さく赤い発疹ができる猩紅熱を引き起こすことも有名です．

処方薬

成分名	代表的な商品名	剤　形	小児薬用量・用法
抗菌薬			
アモキシシリン水和物	サワシリン	錠 Cap 細	20 〜 40 mg/kg/日[*1]
セフカペン ピボキシル塩酸塩	フロモックス	錠 細	9 mg/kg/日
セフジトレン ピボキシル	メイアクト MS	錠 細	9 mg/kg/日[*2]
エリスロマイシンステアリン酸塩	エリスロシン	錠	25 〜 50 mg/kg/日[*3]
エリスロマイシンエチルコハク酸エステル		顆 DS	
クラリスロマイシン	クラリス	錠 DS	10 〜 15 mg/kg/日[*3]
発熱に対して			
アセトアミノフェン	カロナール	錠 細 S	10 〜 15 mg/kg/回[*4]
	アンヒバ	坐	
咽頭炎に対して			
トラネキサム酸	トランサミン	錠 Cap 散 S	20 〜 30 mg/kg/日
アズレンスルホン酸ナトリウム水和物	アズノール	含嗽剤	1 日数回
発疹の痒みに対して			
レボセチリジン塩酸塩	ザイザル	錠 散 DS S	0.2 mg/kg/日[*5]
ジフェンヒドラミン	レスタミン	C	1 日数回

＊1：最大 90 mg/kg/ 日を超えない．　＊2：1 日 600 mg を超えない．　＊3：成人量を超えない．
＊4：投与間隔は 4 〜 6 時間．1 回あたりの最大用量は 500 mg，1 日あたりの最大用量は 1,500 mg.
＊5：新生児・低出生体重児に対する安全性は確立されていないので投与しないこと．

📋 **処方例**（体重 20 kg の場合）

抗菌薬
- ▶ サワシリン細粒 10%　600 mg/日　分 3　毎食後　10 日分
- ▶ フロモックス小児用細粒 100 mg　180 mg/日　分 3　毎食後　7 日分
- ▶ メイアクト MS 小児用細粒 10%　180 mg/日　分 3　毎食後　7 日分
- ▶ エリスロシンドライシロップ W20%　800 mg/日
  分 4　毎食後・就寝前　10 日分
- ▶ クラリスドライシロップ 10% 小児用　300 mg/日　分 2　朝夕食後　10 日分

発熱に対して
- ▶ カロナール細粒 20%　200 mg/回　発熱時頓用

咽頭炎に対して
- ▶ トランサミンシロップ 5%　600 mg/日　分 3　毎食後
- ▶ アズノールうがい液 4%　5 mL　1 日数回 うがい

発疹の痒みに対して
- ▶ ザイザルシロップ 0.05%　2.5 mg/日　分 2　朝食後・就寝前
- ▶ レスタミンコーワクリーム 1%　20 g　1 日数回　発疹に塗布

抗菌薬の投与

　ペニシリン系抗菌薬（10 日間内服）が基本ですが，第三世代セフェム系のセフカペン ピボキシルやセフジトレン ピボキシルを 5 日間投与，再発例は 10 日間とする処方もみられます．

　ペニシリン系抗菌薬にアレルギーがある場合には，マクロライド系抗菌薬のエリスロマイシン，クラリスロマイシンが用いられますが，服用回数や 1 回服用量を考慮してクラリスロマイシン（10 日間内服）のほうがよく処方されています．

抗菌薬投与終了後の尿検査

　抗菌薬の投与終了後にも A 群 β 溶血性レンサ球菌が残存していると，急性糸球体腎炎やリウマチ熱を続発的に発症することがあります．以前は，抗菌薬による治療終了後に尿検査を行っていましたが，現在は必ずしも全員に行うわけではなくなりました．

発疹の痒みに対する処方

　発熱開始後 12 〜 24 時間ほどで，全身に赤い細かい点状の発疹が密生して出現し，日焼け様の皮疹が出現することがあります．痒みを伴う発疹のため，抗ヒスタミン薬が処方される場合があります．

　この症状は，溶連菌が産生する菌体外毒素のひとつである発赤毒素（発熱外毒素：

SPE）によるものです．発赤毒素に免疫のない人は，このような全身症状（猩紅熱）を呈します．回復期には皮膚が剥けて，元に戻ります．

第二世代抗ヒスタミン薬

第二世代抗ヒスタミン薬のなかには，年齢ごとに使用できる剤形・用量が決まっているものがあります（**表1**）．用量については，添付文書を参照してください．

ヒスタミンは，脳内では覚醒物質として働くので，脳内のヒスタミン受容体がブロックされてしまうと眠くなります．第一世代抗ヒスタミン薬のクロルフェニラミンやジフェンヒドラミンは，血液脳関門を通過しやすいため，眠気が出ることがあります．一方，第二世代抗ヒスタミン薬は血液脳関門を通過しにくいという特徴があるため，第一世代抗ヒスタミン薬と比較すると眠気が少なく，フェキソフェナジン，ロラタジン，デスロラタジンの添付文書には，成人で問題となる「危険な作業について」の記載はありません．

表1　第二世代抗ヒスタミン薬の使用可能年齢と剤形

成分名	代表的な商品名	使用可能な年齢	剤形
オロパタジン塩酸塩	アレロック	2歳以上	顆粒
		7歳以上	錠剤，OD錠
セチリジン塩酸塩	ジルテック	2歳以上	ドライシロップ
		7歳以上	錠剤
レボセチリジン塩酸塩	ザイザル	6ヵ月以上	シロップ
		7歳以上	錠剤
フェキソフェナジン塩酸塩	アレグラ	7歳以上	錠剤，OD錠
ベポタスチンベシル酸塩	タリオン	7歳以上	錠剤，OD錠
ルパタジンフマル酸塩	ルパフィン	12歳以上	錠剤
ロラタジン	クラリチン	3歳以上	ドライシロップ
		7歳以上	錠剤，OD錠
デスロラタジン	デザレックス	12歳以上	錠剤

服薬指導・生活指導

抗菌薬の服薬指導

ペニシリン系抗菌薬に感受性の高いA群β溶血性レンサ球菌は，アモキシシリンを服用すると菌量が急激に減少します．ただ，A群β溶血性レンサ球菌が除菌しきれずに残存していると，合併症（急性糸球体腎炎やリウマチ熱）を引き起こす可能性が高くなってしまうので，処方された量の抗菌薬を日数分，確実に服薬してもらうことが最も重要となります．確実に服薬してもらうために，処方された抗菌薬の味や混ぜ

てもよい飲み物・食べ物などの情報を知っておくと，服薬指導の際に有用です．

　アモキシシリンの場合には，製剤により味が異なります．また，クラリスロマイシンの原薬はとても苦いため，苦みをマスキングするコーティングを施し，ドライシロップとして製剤化しています．水道水など塩基性の飲み物で服用すると，コーティングされた粒子からの原薬の溶出量が低いため，苦みを感じることが少ないです．一方，オレンジジュースやヨーグルトのような酸味のあるものと一緒に服用すると，コーティングからの原薬の溶出量が増えるため，苦みを強く感じてしまいます（**表2**）．

　苦みが強くなる組み合せは，食べ物や飲み物などの嗜好品に限ったことではなく，ヨーグルト風味の製剤や酸味のある製剤と混ぜても，同じように苦みを強く感じてしまいます．製薬会社が提供している指導箋などを利用して，看護者や患児に情報提供しましょう．また，先発品と後発品でも味が異なります．特にマクロライド系抗菌薬の後発品は，味の評判がよいものも多いので，情報収集して確認しておくことをおすすめします．

表2　組み合わせると苦みが強くなる嗜好品とマクロライド製剤

薬剤名	嗜好品
エリスロシンドライシロップ W20%	オレンジジュース リンゴジュース スポーツ飲料 乳酸菌飲料 ヨーグルト
クラリスドライシロップ小児用 10% ジスロマック細粒小児用 10%	オレンジジュース リンゴジュース ピーチジュース スポーツ飲料 乳酸菌飲料 ヨーグルト

（筆者作成）

周囲の感染予防

　家庭内感染が起こりやすく，食品や手などを介して口に入ることでも感染するため，日頃から手洗い・うがいなどの予防策をとるようにアドバイスしましょう．

　学校保健安全法施行規則では，適正な抗菌薬治療開始後 24 時間を経て全身状態が良ければ登校可能となっています．

9 百日咳

百日咳は，百日咳菌への感染により，短い咳が連続して起こったあと，続いて息を吸うときに「ヒューヒュー」という音がする咳発作を特徴とする急性気道感染症です．百日咳菌は飛沫感染だけでなく，接触感染により広がります．また成人の百日咳は増加傾向にあり，家庭内で大人から小児への感染が問題になってきています．2018 年より，全数把握疾患となっています．

処方薬

成分名	代表的な商品名	剤　形	小児薬用量
抗菌薬			
エリスロマイシンステアリン酸塩	エリスロシン	錠	25 ～ 50 mg/kg/日 *
エリスロマイシンエチルコハク酸エステル		顆　DS	
クラリスロマイシン	クラリス	錠　DS	10 ～ 15 mg/kg/日 *
咳嗽に対して			
ジメモルファンリン酸塩	アストミン	錠　散　S	0.75 mg/kg/日
チペピジンヒベンズ酸塩	アスベリン	錠　散　DS　S	3 mg/kg/日
デキストロメトルファン臭化水素酸塩水和物	メジコン	錠　散	1 mg/kg/日
デキストロメトルファン臭化水素酸塩水和物・クレゾールスルホン酸カリウム		S	
サルブタモール硫酸塩	ベネトリン	錠　S　吸	〈内服〉0.3 mg/kg/日
ツロブテロール塩酸塩	ホクナリン	錠　DS	0.04 mg/kg/日
ツロブテロール		貼	6 ヵ月～ 3 歳：0.5 mg 3 ～ 9 歳：1 mg 9 歳以上：2 mg
プロカテロール塩酸塩水和物	メプチン	錠　DS　S　吸	〈内服〉6 歳未満：1.25 μg/kg/回 6 歳以上：25 μg/回
痰に対して			
L-カルボシステイン	ムコダイン	錠　DS　S	30 mg/kg/日
アンブロキソール塩酸塩	ムコソルバン	錠　DS　S	0.9 mg/kg/日

＊：成人量を超えない．

> ### 📋 処方例（体重 10 kg の場合）
>
> **抗菌薬**
> ▶ クラリスドライシロップ 10% 小児用　100 mg/日　分 2　朝夕食後　7 日分
>
> **咳嗽に対して**
> ▶ アスベリンシロップ 0.5%　30 mg/日
> 　メプチンシロップ 5 μg/mL　25 μg/日
> 　ムコダインシロップ 5%　300 mg/日　分 3　毎食後
> ▶ ホクナリンテープ 0.5 mg　1 日 1 回　胸部，背部，上腕部のいずれかに 1 枚貼付

抗菌薬の処方

　百日咳菌はグラム陰性桿菌に分類されており，マクロライド系抗菌薬が有効です．そのほかに，主訴である咳嗽に対しては，対症療法を行います．

　服用回数の面からクラリスロマイシンがよく処方されます．特にカタル期と呼ばれる「かぜのような軽い咳や鼻水，くしゃみ，微熱などがみられたあとに，次第に咳の回数が増えて程度も激しくなる」ような時期に有効で，マクロライド系抗菌薬の服用開始から 5 日後には，百日咳菌がほぼ陰性となります．なお，1 日 1 回，3 日間の服用で済むアジスロマイシンには百日咳の適応がありません．

咳嗽に対する処方

　ホクナリンテープの用量を，ツロブテロール内服の小児薬用量である 0.04 mg/kg/日を用いて算出している処方例もみられます．初めて受ける処方の場合，念のため疑義照会しておくとよいでしょう．

気管支拡張薬が重複して処方された場合

　気管支拡張薬は場合により，「経口薬が飲めなかったときに貼付剤を使う指示」や「経口薬を飲んで，3 ～ 4 時間経っても咳が治まらないときに貼付剤を使う指示」などがあります．指示が具体的かつ，薬学的に問題がないと判断できれば，そのまま調剤することは可能です．ただし通常は疑義照会して，処方内容と，併用した際の副作用発現の徴候が出たときの対応について確認したほうがよいでしょう．

　ツロブテロールには，動悸，顔面紅潮，痺れ，振戦などの副作用があります．これは気管支拡張薬である β_2 刺激薬にみられるもので，異なる剤形であっても β_2 刺激薬を併用してしまうと，過量投与によりこれらの副作用の発現につながるおそれがあります．また，都道府県によっては，β_2 刺激薬を重複して処方すると，レセプトの査定対象になることもあります．薬を交付する前に支払基金に確認しましょう．

服薬指導・生活指導

服薬のポイント

　細菌感染症ですので，確実な服薬が求められます．咳止めが処方されている場合，マクロライド系抗菌薬と同時に服用すると，苦みを感じる場合が多いです．咳止めに使用される薬は，ヨーグルト風味やライム風味など酸味のあるものが多いです．これらと混ぜることで，抗菌薬の苦みをマスキングするためのコーティングが剥がれてしまい，大人でも飲めないくらいの苦さとなるため，きちんと説明しましょう．なお，マクロライド系抗菌薬の後発品には味が改良された製剤もあります．製剤見本を取り寄せて，事前に味のチェックをしておくとよいと思います．

周囲の感染予防

　2歳未満の子どものマスク着用は危険とされています．マスクは患児ではなく，周りの大人が装着するようにしましょう．また，接触感染を予防するために，手洗いやアルコール消毒などをこまめに行いましょう．学校保健安全法施行規則により，特有の咳が消失するか，5日間の適正な抗菌薬療法が終了するまで出席停止となります．

ワクチン接種

　百日咳菌の感染力は強力で，ワクチン未接種の乳児では百日咳患者の飛沫で90%以上が感染するとの報告があります．母親からの免疫が十分でないため，生後6ヵ月以下の乳児では特に重症化する傾向にあります．そのため，生後2ヵ月から受けられる4種混合ワクチン〔DPT-IPV（不活化ワクチン）：ジフテリア，百日咳，破傷風，ポリオ〕が定期接種となっています（**図**）．

　ワクチンの効果は終生続くわけではありません．百日咳に対する予防効果は接種後4〜10年程度で減弱するため，ワクチン接種後の百日咳感染が問題になっています．感染を予防するため，就学前と小学校高学年での追加接種が推奨されています．

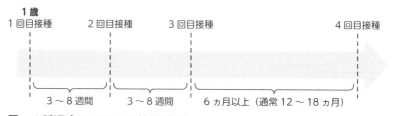

図　4種混合ワクチンの接種時期

文献

1）国立感染症研究所：百日せきワクチン ファクトシート．2017年2月10日発表．

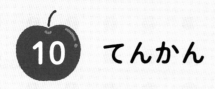

10 てんかん

　てんかんは，いわゆる「脳の慢性疾患」で，発作を繰り返す疾患です．発作の症状は大きく焦点起始（部分）発作と全般起始発作に分類されます．発作型の診断は，抗てんかん薬を選択するために重要になります．ここでは，抗てんかん薬の導入ではなく，症状が安定している患児を想定し，外来で比較的使用頻度の高い抗てんかん薬について解説します．

処方薬

成分名	商品名	作用機序	剤　形	小児薬用量
カルバマゼピン （CBZ）	テグレトール	電位依存性 Na チャネル抑制	錠　細	5 〜 20mg/kg/日
バルプロ酸ナトリウム（VPA）	デパケン	GABA$_A$ を介した抑制の増強，グルタミン酸を介した興奮の阻害	錠 細　S	10 〜 50mg/kg/日
ラモトリギン （LTG）	ラミクタール	電位依存性 Na チャネル抑制	錠	〈単剤療法〉 開始（1 〜 2 週め）：0.3mg/kg/日 開始（3 〜 4 週め）：0.6mg/kg/日 維持：1 〜 10mg/kg/日*
レベチラセタム （LEV）	イーケプラ	SV2A 結合	錠　DS	〈4 歳以上〉 20mg/kg/日

＊：1 〜 2 週間ごとに最大 0.6mg/kg/日ずつ漸増．

処方例

焦点起始（部分）発作に用いられる薬（体重 20kg の場合）
▶ テグレトール細粒 50%　200mg/日　分 2　朝夕食後　14 日分

全般起始発作に用いられる薬（体重 30kg の場合）
▶ デパケン R 錠 100mg　3 錠（朝 1・夕 2）　分 2　朝夕食後　14 日分

てんかんの治療薬

てんかんの主となる治療は抗てんかん薬による薬物治療なので，抗てんかん薬を知ることが重要となります．抗てんかん薬は，まず単剤で，副作用の発現を防ぐために低用量から開始することが原則です．

焦点起始（部分）発作に用いる薬

カルバマゼピンを用いることがあります．三叉神経痛にも使われる有名な薬剤で，副作用として眠気が出ます．

全般起始発作に用いる薬

バルプロ酸を用いることがあります．シロップ剤だけでなく，細粒剤，徐放性製剤もあるため，患児の年齢ステージに合わせて製剤を選ぶことができます．バルプロ酸自体に独特なにおいと苦みがあり，シロップ剤や徐放錠の処方が多いように思います．後発品には1日1回の徐放性製剤や顆粒剤もあります．また，普通錠は吸湿するため，分包は不可となっています．

バルプロ酸は，カルバペネム系抗菌薬と併用すると血中濃度が低下し，てんかんの発作が再発するおそれがあるため，テビペネム ピボキシルとの併用は禁忌となります（ファロペネムは併用注意です）．肺炎，中耳炎，鼻副鼻腔炎などで処方されることがあり，その場合，疑義照会が必要となります．

ラモトリギンによる重篤な皮膚障害

ラモトリギンは重篤な皮膚障害が現れることがあり，定められた用法・用量を遵守せず急な増量をした場合に発現率が高くなることが報告されています．2015年には「ラモトリギンによる重篤な皮膚障害」として安全性速報（ブルーレター）で注意喚起が行われました．投与開始初期の用量漸増については，しっかりと監査する必要があります．

服薬指導・生活指導

服薬継続のサポート

てんかんのコントロールは，抗てんかん薬の服薬をいかに忘れずに行うかにかかっていると言っても過言ではありません．長期の服薬となるため，年齢とともに薬剤の種類や剤形も変わってきます．その都度，患者用指導箋などを利用して適切な情報提供を行いましょう．

また定時服用の重要性を理解できたとしても，飲み忘れの問い合わせは多数あります．服薬カレンダーなどを渡して，予防することも重要です．それでも飲み忘れてしまったときは，服用している抗てんかん薬，製剤によって対応が異なります．

バルプロ酸徐放錠の場合
- 気がついたときにできるだけ早く飲む
- 1日1回服用の場合，翌日から服用時間どおりに飲む
- 1日2回服用の場合，次の服用時間まで6時間程度空ける
- 2回分を一度に飲まない

徐放錠以外のバルプロ酸の場合
- 気がついたときにできるだけ早く飲む
- 次の服用時間まで4時間程度空ける
- 2回分を一度に飲まない

　朝と夕で服用量が異なる場合にも注意が必要です．間違って服用してしまったなどの問い合わせもありますので，その際の対応は事前に医師に確認しておくとよいでしょう．

ゴーストピル

　バルプロ酸徐放錠は，噛まずに服用するため，糞便中に抜け殻（ゴーストピル）が出てくることがあります．看護者からよく問い合わせがあるので，服薬指導の際にそのことを伝えておきましょう．製薬会社が配布している患者説明用の資材を活用するのも有効です．

抗てんかん薬の切り替え

　抗てんかん薬は個人により反応性に差があるため，十分量を投与しても期待した効果が現れないときは，ほかの抗てんかん薬への切り替えも検討されます．切り替えが行われたときには，看護者に医師からどのような説明を受けているかを確認したうえで指導します．規則正しく服用を続けてもらい，飲み忘れがないか，薬が切れていないか注意を促すことが，まず何より重要となります．そのうえで，その薬剤がもっている特徴や副作用について説明することが求められます．

てんかん発作のメカニズム・症状・分類

　てんかん発作は，脳の神経細胞に電気的な興奮が発生することで起こります．焦点起始（部分）発作と全般起始発作の症状の違いを**表**に示します．

表　てんかん発作の症状

発作の種類	焦点起始（部分）発作	全般起始発作
機　序	脳の一部が過剰に興奮して起こる	脳の大部分または全体が過剰に興奮して起こる
症　状	● 手足がひきつる（運動発作） ● 手が痺れる（感覚発作） ● 吐き気，頭痛（自律神経発作）	● 意識を失う（欠神発作） ● 全身が硬直する（強直発作） ● 力が入らなくなる（脱力発作）

　さらに発作を引き起こす要因によって，構造的-代謝性（旧来の症候性）と素因性（旧来の特発性）に分けられます．構造的-代謝性てんかんは，頭部の外傷，脳卒中，脳腫瘍，アルツハイマー病など，何らかの原因があって起こるてんかんで，高齢者に多いとされています．素因性てんかんは，特別なきっかけがなく起こる原因不明のてんかんで，小児に多くみられる傾向があります．

11 熱性けいれん

　熱性けいれん（熱性発作）は，生後6ヵ月から5歳児の10人に1人が経験する，発熱時（通常は38℃以上）に発症する発作性疾患です〔中枢神経感染症，代謝異常，その他の明らかな発作の原因疾患（異常）のないもの〕．体温が急激に上昇するときに起こりやすく，けいれんの続く時間が15分未満の単純型けいれんがほとんどです．また，非けいれん性の発作（脱力，黒眼がスーと上にあがって白眼になってしまう眼球上転，一点をじっと見つめる一点凝視）が起こることにも注意が必要です．熱性けいれんを発症した患児の大半は，再び熱性けいれんを起こすことは少ないですが，繰り返すこともあります．

処方薬

成分名	代表的な商品名	剤　形	小児薬用量
発熱に対して			
アセトアミノフェン	カロナール	錠 細 Ｓ	10〜15mg/kg/回＊1
	アンヒバ	坐	
抗けいれん薬			
ジアゼパム	ダイアップ	坐	0.4〜0.5mg/kg/回＊2
	セルシン	散	0.3〜0.5mg/kg/回＊3

＊1：投与間隔は4〜6時間．1回あたりの最大用量は500mg，1日あたりの最大用量は1,500mg．
＊2：1日1〜2回，直腸内に挿肛．1日あたりの最大用量は1mg/kg．　　　＊3：適応外

処方例（体重10kgの場合）

発熱に対して
▶ アンヒバ坐剤小児用100mg　1個/回　発熱時，直腸内に挿入（6時間以上空けて）
▶ カロナール細粒20%　100mg/回　発熱時頓用（6時間以上空けて）
▶ カロナールシロップ2%　100mg/回　発熱時頓用（6時間以上空けて）

抗けいれん薬
▶ ダイアップ坐剤4mg　1個/回　37.5℃の発熱を目安に，すみやかに直腸内に挿入
▶ セルシン散1%　4mg/回　37.5℃の発熱を目安に頓用

発熱に対する処方

　小児用解熱薬の基本は，アセトアミノフェンです．市販されている剤形も多数あり，安全性も高いことが認められています．非ステロイド性抗炎症薬（NSAIDs）のなかには，小児の解熱に適応をもつ製剤〔メフェナム酸（散，細粒，シロップ），ジクロフェナク坐剤〕もありますが，インフルエンザ罹患時の解熱に対しては，インフルエンザ脳症の関連性が否定できないことから，サリチル酸系医薬品とともに投与しないとの通知[1]が出ているため，アセトアミノフェン製剤が頻用されています．

抗けいれん薬

　ジアゼパムは，ルーチンで処方されるわけではなく，適応（15分以上の長い発作や24時間以内に発作を繰り返す場合など）がある場合にのみ用いられます．発熱時に投与し，発熱が持続する場合は追加投与を行います．

　ジアゼパムの経口剤は坐剤と同じくらい吸収がよく，0.3 ～ 0.5 mg/kg/回で処方されます．後に述べるアセトアミノフェン坐剤との製剤学的な相互作用も回避できるので，特に坐剤を嫌がる患児にしばしば処方されることがあります．ただし，経口剤は適応外処方なので，レセプト請求の際には症状詳記が求められることがあります．

服薬指導・生活指導

　熱性けいれんは小児では一般的な疾患ですが，初めての場合，看護者は驚き，うろたえるため，慌てるのは当然です．看護者のためにも医師の治療指針を確認し，適切な指導を行えるようにしましょう．

ジアゼパム坐剤とアセトアミノフェン坐剤の併用

　使用方法について，医師の指示をどのように聞いているか，看護者に確認しておきましょう．抗けいれん薬のジアゼパム坐剤は，熱が上がり始めたときに解熱薬よりも先に使用するように指示されていることが多いです．

　アセトアミノフェン坐剤を挿入した後にジアゼパム坐剤を挿入すると，ジアゼパムの血中濃度が治療域に入らないことが知られています．その理由に，製剤学的な特徴があります．アセトアミノフェンは水溶性物質のため，坐剤の基剤に脂溶性基剤のハードファットが使われています．アセトアミノフェン坐剤を挿入すると，直腸温で坐剤が融解し，アセトアミノフェンと油脂性基剤が拡散します．そこにジアゼパム坐剤を挿入してしまうと，脂溶性の高いジアゼパムが直腸内に拡散している油脂性基剤に取り込まれてしまい，直腸粘膜を通過しにくくなると考えられています（図）．

　また，発熱が継続する時は，再度ジアゼパム坐剤を使用しますが，そのときは8時間空けます．以上のことはジアゼパム坐剤の指導せんにも記載されていますので，ポイントを絞って説明しましょう[2]．

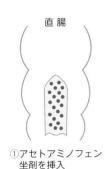
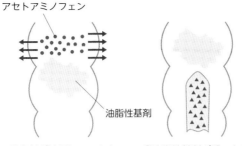
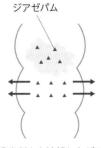

①アセトアミノフェン坐剤を挿入

②坐剤が溶解し，アセトアミノフェンと油脂性基剤が直腸内に拡散

③油脂性基剤が残った状態でジアゼパム坐剤が挿入される

④坐剤から溶解したジアゼパムが，直腸だけでなく残った油脂性基剤にも吸収される

図　アセトアミノフェン坐剤を挿入後に，ジアゼパム坐剤を挿入した場合

解熱薬使用時のポイント

　　解熱薬を使用するタイミングとしては患児の状態を把握することが重要です．また，以下の点はしっかりと説明しましょう．

❶ 解熱薬は，病気そのものを治す薬ではないこと

❷ あくまで症状を一時的に和らげる薬なので，楽にしてあげるために使用すると考えたほうがよいこと

❸ 薬剤使用後に平熱まで下がる場合もあれば，病気の勢いが強く使用してもなかなか下がらないこともあること

❹ 熱がある程度，上がりきったタイミングで使用するとよい．1日2〜3回が目安で，投与後4〜6時間は空けるようにすること

❺ 熱だけにこだわらず，ほかの症状がないかどうかも観察すること．特に小児は急性化膿性中耳炎なども併発しやすいので，日頃の様子との違いなども観察するとよいこと

けいれん時の対応

　　けいれんを起こしたときには，以下の点に気をつける必要があるため，医師から説明を受けているかどうかを確認します．

❶ 楽な姿勢で寝かせ，衣服がきつければ，ゆるめる

❷ 吐きそうなしぐさをしたら，体ごと横に向けて，吐いたものがのどにつまらないようにする

❸ 口の中に指や箸などを入れない．かえってけがのもととなる

❹ 大声で叫んだり，体をゆすったり押さえつけたりしない

❺ 時計を見て，けいれんが持続した時間を確認する

❻ けいれんの様子（手足の動きや左右差があるかどうか，眼球の位置，唇が青いかなど）を観察・記録し，次回受診時に医師に見せる（スマートフォンで全身が入るよう動画撮影するのも有用です）

受診が必要なケース

次のような症状がひとつでもある場合は，すぐに受診するように伝えましょう．

- けいれんが 10 分以上続く
- 意識が回復しない
- 何回もけいれんが起きる
- 呼吸状態や顔色がすぐれない
- 嘔吐を繰り返す
- 体の一部だけのけいれん

発熱時の注意事項

　発熱の際は，水分をこまめに摂ることも重要です．乳幼児用のイオン飲料や経口補水液を少量ずつこまめに摂ることで，脱水を予防することができます（p.137 参照）．経口補水液は，飲用量（1 日あたり 30 〜 50 mL/kg）が決まっているので，医師からの指示があれば従うように指導してください．繰り返しますが，ポイントは少量ずつこまめに摂ることです．

　冷却ジェルシートは，太い血管が走っている部分〔頸動脈（首），腋窩動脈（ワキの下），鼠径動脈（脚のつけ根）〕に貼るように指導します．冷却効果は製品によっても異なりますが，8 時間くらいは続くようです．

文献 ─────

1) 独立行政法人医薬品医療機器総合機構：医療用医薬品の家庭における使用について．平成 14 年 3 月 8 日発表．（最終閲覧 2023 年 7 月 20 日）
〈https://www.pmda.go.jp/files/000143709.pdf〉
2) 高田製薬：熱性けいれんの予防法について．医療関係者向け情報．（最終閲覧 2023 年 1 月 16 日）
〈https://www.takata-seiyaku.co.jp/medical/patient/hs6nik000000fuhz-att/DAP-SI1 (3) .pdf〉

12 クループ症候群

　クループ症候群は急性声門下喉頭炎とも呼ばれる，上下気道の急性炎症です．声門の真下に炎症が起こることで，腫れが生じて気道が狭くなります．原因は，パラインフルエンザウイルス（Ⅰ型）などによるウイルス感染がほとんどで，飛沫感染や感染した気道分泌物との接触で感染します．症状としては，夜間に犬の遠吠え（またはオットセイの鳴き声）のような発作的な咳嗽や嗄声（させい）がみられます．炎症の程度が強くなると，息を吸いづらくなり，息を吸うときにゼーゼーとした音（吸気性喘鳴）がしてきます．

処方薬

成分名	代表的な商品名	剤　形	小児薬用量
咳嗽に対して			
チペピジンヒベンズ酸塩	アスベリン	錠 散 DS S	3 mg/kg/日*1
痰に対して			
L-カルボシステイン	ムコダイン	錠 DS S	30 mg/kg/日
アンブロキソール塩酸塩	ムコソルバン	錠 DS S	0.9 mg/kg/日
炎症に対して			
ベタメタゾン	リンデロン	錠 散 S	0.15 〜 4 mg/日
症状の緩和			
アドレナリン	ボスミン	外用液	〈0.1% 外用液*2〉 10 kg まで：0.2 mL（製剤量） 10 kg 以上：0.3 mL（製剤量） それぞれ生理食塩液 3 mL で希釈

＊1：添付文書には年齢別投与量あり（適宜増減あり）．
＊2：5 〜 10 倍に希釈して吸入．この場合，1 回の投与量はアドレナリンとして 0.3 mg 以内とすること．2 〜 5 分間経って効果が不十分な場合でも，前記の投与をもう一度行うのを限度とする．続けて用いる必要がある場合でも，少なくとも 4 〜 6 時間の間隔をおくこと．

処方例（体重 10 kg の場合）

咳嗽に対して

▶ アスベリンシロップ 0.5%　30 mg/日
　ムコダインシロップ 5%　300 mg/日
　小児用ムコソルバンシロップ 0.3%　0.9 mg/日　分 3　毎食後　5 日分

> 炎症に対して
> ▶ リンデロンシロップ 0.01%　0.5 mg/日　分 2　朝食後・就寝前　1 日分
>
> 症状の緩和に対して
> ▶ ボスミン外用液 0.1%　0.2 mL（製剤量）
> 　生理食塩液　3 mL　　　　　　　　　　　以上を混合して，ネブライザーを使って吸入

炎症に対する処方

　軽度の陥没呼吸や喘鳴が出はじめているなど，受診時は軽症でも悪化が予測されたり，夜間に重症化しそうな場合には，副腎皮質ステロイドが処方されます．

　ほとんどの場合，調剤後すぐに 1 回分を飲ませるように指示が出ます．ベタメタゾンの効果は，36 〜 54 時間続くといわれています．

症状の緩和に対する処方

　有効な抗ウイルス薬はありませんので，対症療法が中心となります．症状の緩和と声門の炎症を改善するため，アドレナリン外用液の吸入が行われることがあります．

　アドレナリン外用液は，吸入後 3 〜 4 時間ほど効果が持続します．2 回目を吸入するときは，4 〜 6 時間空けます．院内で吸入し，改善がみられたら，副腎皮質ステロイドの内服も併用されます．必要に応じて咳止めも処方されます．

 ## 服薬指導・生活指導

生活上の注意点

　一般的には，食事に関係なく，服薬間隔を守って服薬してもらいます．喉を休ませること，水分の摂取，部屋の加湿が重要になります．

再受診の目安

　以下の症状が出ているときは，再度，受診する必要があります．

- 息苦しくなったとき
- 強い咳があり眠れないとき
- 水分をあまり摂れないとき
- 熱が高いとき
- 顔色が悪いとき
- ぼんやりしているとき
- 興奮しているとき

13 肺 炎

　小児の肺炎は，約半数が細菌性または二次的に細菌感染をきたしたもので，残りはウイルス性です．症状は成人と同様に発熱，咳，痰，息苦しさなどがありますが，肺の炎症部位により，腹痛や吐き気，嘔吐など消化器症状を伴うことがあり，活気や食欲の低下など全身状態の悪化が目立つことがあります．成人と比べ，症状や所見から原因微生物を特定することが困難です．

🍄 処方薬

成分名	代表的な商品名	剤　形	小児薬用量
抗菌薬			
アモキシシリン水和物	サワシリン	錠　Cap　細	20 〜 40 mg/kg/日 *1
クラブラン酸カリウム・アモキシシリン水和物	クラバモックス	DS	96.4 mg/kg/日 *2
アジスロマイシン水和物	ジスロマック	錠　Cap　細	10 mg/kg/日 *3
クラリスロマイシン	クラリス	錠　DS	10 〜 15 mg/kg/日 *3
ミノサイクリン塩酸塩	ミノマイシン	錠　Cap　顆	2 〜 4 mg/kg/日
トスフロキサシントシル酸塩水和物	オゼックス	錠　細	12 mg/kg/日 *4
テビペネム ピボキシル	オラペネム	細	8 mg/kg/日 *5
発熱に対して			
アセトアミノフェン	カロナール	錠　細　S	10 〜 15 mg/kg/回 *6
	アンヒバ	坐	
咳嗽に対して			
チペピジンヒベンズ酸塩	アスベリン	錠　散　DS　S	3 mg/kg/日 *7
痰に対して			
L-カルボシステイン	ムコダイン	錠　DS　S	30 mg/kg/日
アンブロキソール塩酸塩	ムコソルバン	錠　DS　S	0.9 mg/kg/日

＊1：最大 90 mg/kg/日を超えない．
＊2：クラブラン酸カリウムとして 6.4 mg/kg/日，アモキシシリン水和物として 90 mg/kg/日，12 時間毎に食直前投与．βラクタマーゼ産生耐性菌にも抗菌作用あり．体重 40 kg 以上の小児への推奨用量は確立していない．
＊3：成人量を超えない．
＊4：1 回 180 mg，1 日 360 mg を超えない．
＊5：必要に応じて 12 mg/kg/日まで増量できる．
＊6：投与間隔は 4 〜 6 時間．1 回あたりの最大用量は 500 mg，1 日あたりの最大用量は 1,500 mg．
＊7：添付文書には年齢別投与量あり（適宜増減あり）．

処方例（体重10kgの場合）

細菌性肺炎に対して
- ▶ サワシリン細粒10%　300mg/日　分3　毎食後　5日分
- ▶ クラバモックス小児用配合ドライシロップ　964mg/日
  分2　朝夕食直前　5日分
- ▶ オゼックス細粒小児用15%　120mg/日　分2　朝夕食後　5日分
- ▶ オラペネム小児用細粒10%　80mg/日　分2　朝夕食後　5日分

非定型肺炎に対して
- ▶ クラリスドライシロップ10%小児用　150mg/日　分2　朝夕食後　5日分
- ▶ ジスロマック細粒小児用10%　100mg/日　分1　帰宅したらすぐに　3日分
- ▶ ミノマイシン顆粒2%　30mg/日　分2　朝夕食後　5日分
- ▶ オゼックス細粒小児用15%　120mg/日　分2　朝夕食後　5日分

咳嗽に対して
- ▶ アスベリン散10%　30mg/日
  ムコダインDS 50%　30mg/日　分3　毎食後　5日分

発熱に対して
- ▶ カロナール細粒20%　100mg/回　発熱時頓用　5回分

治療薬の選択

　小児の肺炎では，新生児以降，年代別に原因微生物が異なるため，原因微生物に併せて抗菌薬を選択します（**表**）.

表　肺炎の分類と特徴

分　類	病原体	代表的な症状	治療法
細菌性肺炎	肺炎球菌 黄色ブドウ球菌 インフルエンザ菌	湿性咳嗽 黄色・緑色を帯びた喀痰	β-ラクタム系抗菌薬（基本は合成ペニシリンを常用量）
ウイルス性肺炎	インフルエンザウイルス RSウイルス アデノウイルス ヒトメタニューモウイルス 新型コロナウイルス（SARS-CoV-2）	激しい咳嗽 高熱 倦怠感	抗菌薬無効のため対症療法が中心
非定型肺炎	マイコプラズマ クラミジア レジオネラ菌	持続する乾性咳嗽	マクロライド系抗菌薬

細菌性肺炎に対する処方

基本はペニシリン系抗菌薬が選択されますが，無効時には小児に適応のあるニューキノロン系抗菌薬のトスフロキサシン，カルバペネム系抗菌薬のテビペネム ピボキシルも使用することがありますが，薬剤耐性菌の観点から，感染対策チームの医師から使用許可を得ていないと処方できない施設もあり，第一選択ではありません．

低カルニチン血症と低血糖

構造式にピボキシル基をもつ医薬品（一般名が「○●△▲ピボキシル」）では，低カルニチン血症を発症する可能性があります．2012年には，医薬品医療機器総合機構（PMDA）からも注意喚起されています[1]．

低カルニチン血症が起こるメカニズムについて，テビペネム ピボキシル（商品名：オラペネム）を例に説明します（**図**）．テビペネム ピボキシルは，テビペネムとピボキシル基のエステル化合物で，経口吸収を高めるために設計されたプロドラッグです．腸管から吸収されたテビペネム ピボキシルは，エステラーゼによりテビペネムとピバリン酸，ホルムアルデヒドに分解されます．吸収されたピバリン酸は，カルニチン抱合を受けて尿中から排泄されるため，ピバリン酸の排泄に伴って低カルニチン血症が起こります．

また，体のなかには，エネルギー不足になったときに備え，通常の産生経路とは別に脂肪酸の β 酸化という仕組みを使ってエネルギーを作り出すシステムがあり，その際にもカルニチンを必要とします．小児では，もともとカルニチンの生成量が少ないうえ，ピバリン酸の排泄にも使われてしまうと，カルニチンが不足してエネルギー産生が低下します．すると，エネルギーを使って糖を作り出す糖新生も行えなくなり，低カルニチン血症だけでなく，低血糖やけいれん，意識消失などを発症してしまうことにもなります．

ほかのピボキシル基をもつ抗菌薬（セフジトレン ピボキシルやセフカペン ピボキシルなど）が処方されたときは，処方監査だけでなく，低血糖の既往の有無を確認したうえで，低カルニチン血症の初期症状などを服薬指導の際に伝えておきましょう．

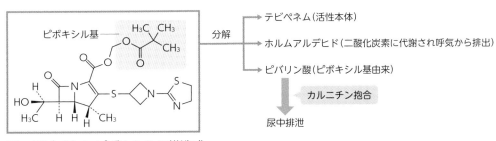

図　テビペネム ピボキシルの構造式

非定型肺炎に対する処方

　小児の非定型肺炎で多いのは，マイコプラズマ肺炎です．マイコプラズマには細胞壁がないので，細胞壁合成阻害薬ではなく，マクロライド系抗菌薬，テトラサイクリン系抗菌薬が用いられます．テトラサイクリン系抗菌薬は，8歳未満の小児に投与した場合，歯牙の着色・エナメル質形成不全，また，一過性の骨発育不全を起こすことがあるため，ほかの薬剤が使用できないか，無効の場合にのみ考慮します．ニューキノロン系抗菌薬のトスフロキサシンは，マイコプラズマがマクロライド系抗菌薬に耐性があると判断したときに処方されます．したがって，第一選択薬はマクロライド系抗菌薬となります．

服薬指導・生活指導

服薬のサポート

　抗菌薬を正しく服薬できるかが，治療のポイントになります．抗菌薬が飲めない場合には，患児の状態（発熱や脱水の有無）も踏まえ，入院して経静脈的に抗菌薬（アンピシリン，アンピシリン・スルバクタム，広域セフェム系抗菌薬）を投与することもあります．処方例で取り上げたアモキシシリン，トスフロキサイシン，テビペネムピボキシルはいずれも味がよく，服薬しやすい製剤です．

　注意点として，ニューキノロン系抗菌薬とテトラサイクリン系抗菌薬は，カルシウムなど2価以上の金属イオン（鉄イオン，マグネシウムイオン，アルミニウムイオン）との相互作用でキレートを形成し，吸収を低下させます．そのため，乳製品やこれらの金属イオンを含む医薬品（鉄剤など）を摂取する場合は，服用前後2時間は間隔をあけます．

　カルバペネム系抗菌薬のテビペネム ピボキシルは，バルプロ酸ナトリウムとの併用により血中バルプロ酸濃度を低下させるので併用禁忌となっています．てんかんの既往歴とともに併用薬の確認を忘れずに行いましょう．

　マクロライド系抗菌薬は，原薬に苦みがあります．製剤的な工夫が施されているものも多いですが，苦みをマスキングするために，バニラアイスクリームやホットケーキ用シロップなどを利用することもできます．ただし，一緒に処方されている薬（特に酸味のある薬）と混ぜると苦みが出ることがあります．マクロライド系抗菌薬の飲み合わせについては，98ページを参照してください．よく「うちの子は，大丈夫だから」と酸味のあるものと混ぜて服薬させようとする看護者もいますが，ほとんどのケースで失敗していますし，今後の服薬アドヒアランスにもかかわってくるので，服薬指導の際には飲み方をよく説明しておきましょう．

肺炎は重症化しやすい疾患の一つです．日頃から患児や看護者との関係性を築き，その子が飲みやすい味や剤形などの情報を知っておくと，いざというときに役立ちます．

文献 ————

1) 医薬品医療機器総合機構：ピボキシル基を有する抗菌薬投与による小児等の重篤な低カルニチン血症と低血糖について．PMDA からの医薬品適正使用のお願い，No.8，2012.

14 急性気管支炎・喘息様気管支炎・急性細気管支炎

　急性気管支炎は，咳嗽を主症状とする下気道の炎症で，発熱や痰の有無は問いません．胸部聴診で肺雑音が聞こえても，胸部エックス線写真で異常のないものを気管支炎と呼んでいます．ほとんどはウイルス性ですが，マイコプラズマやクラミジア，百日咳菌が原因の場合もあります．

　気管支炎のうち，気道の炎症や分泌物で気管支腔が狭くなるために呼気性喘鳴（ヒューヒュー・ゼーゼーという音）をきたすものを，喘息様（性）気管支炎と呼んでいます．もともと気管支の内腔が狭く，気道の分泌腺が多い乳幼児にみられます．

　急性細気管支炎は，乳幼児期に多くみられ，鼻汁，咳といった上気道症状につづいて，呼気性喘鳴，頻呼吸，陥没呼吸などを認めます．RS ウイルスによるものが多いですが，最近ではヒトメタニューモウイルスも注目されています（**表**）．乳児の入院の原因として最も多いことでも知られています．

表　ウイルスによる特徴の比較

	RS ウイルス	ヒトメタニューモウイルス
好発年齢	2 歳未満	1 ～ 3 歳
症　状	発熱，咳，鼻汁，喘鳴	
重症度	低年齢，初感染で重症化しやすい	低年齢，初感染で重症化しやすい　高熱が出やすく，長引く
流行期	夏～初冬	2 ～ 6 月が中心
治療方法	対症療法（入院加療が多い）	対症療法

 **処方薬**

成分名	代表的な商品名	剤　形	小児薬用量
細菌性(百日咳など)を疑うとき			
エリスロマイシンエチルコハク酸エステル	エリスロシン	顆 DS	25 ～ 50 mg/kg/日 [*1]
エリスロマイシンステアリン酸塩		錠	
クラリスロマイシン	クラリス	錠 DS	10 ～ 15 mg/kg/日 [*1]
クラブラン酸カリウム・アモキシシリン水和物	クラバモックス	DS	96.4 mg/kg/日
咳に対して			
ジメモルファンリン酸塩	アストミン	錠 散 S	0.75 mg/kg/日
チペピジンヒベンズ酸塩	アスベリン	錠 散 DS S	3 mg/kg/日
デキストロメトルファン臭化水素酸塩水和物	メジコン	錠 散	1 mg/kg/日
デキストロメトルファン臭化水素酸塩水和物・クレゾールスルホン酸カリウム		S	
痰や鼻づまりに対して			
L-カルボシステイン	ムコダイン	錠 DS S	30 mg/kg/日
アンブロキソール塩酸塩	ムコソルバン	錠 DS S	0.9 mg/kg/日
喘鳴，咳がつづくとき			
ツロブテロール塩酸塩	ホクナリン	錠 DS	0.04 mg/kg/日
ツロブテロール		貼	6 カ月～ 3 歳：0.5 mg 3 ～ 9 歳：1 mg 9 歳以上：2 mg
プロカテロール塩酸塩水和物	メプチン	錠 DS S 吸	〈内服〉6 歳未満：1 回 1.25 μg/kg 6 歳以上：1 回 25 μg
サルブタモール硫酸塩	ベネトリン	錠 S 吸	〈内服〉0.3 mg/kg/日
発熱に対して			
アセトアミノフェン	カロナール	錠 細 S	10 ～ 15 mg/kg/回 [*2]
	アンヒバ	坐	

＊1：成人量を超えない.
＊2：投与間隔は 4 ～ 6 時間. 1 回あたりの最大用量は 500 mg，1 日あたりの最大用量は 1,500 mg.

📋 処方例（体重15kgの場合）

細菌性（マイコプラズマ，百日咳など）を疑う・または診断されたとき
- ▶ クラリスドライシロップ10% 小児用 150mg/日 分2 朝夕食後 7日分
- ▶ クラバモックス小児用配合ドライシロップ 2.02g/日（製剤量）
  分2 朝夕食直前 7日分

咳に対して
- ▶ アスベリンシロップ0.5% 30mg/日 分3 毎食後 7日分

痰に対して
- ▶ ムコダインDS50% 450mg/日 分3 毎食後 7日分
- ▶ 小児用ムコソルバンDS1.5% 13.5mg/日 分3 毎食後 7日分

喘鳴，咳がつづくとき
- ▶ ホクナリンドライシロップ0.1% 小児用 0.6mg/日 分2 朝夕食後 7日分

- ▶ ベネトリンシロップ0.04% 4mg/日 分3 毎食後 5日分
- ▶ ホクナリンテープ1mg 7枚 1日1回 1回1枚使用
  胸部，背部または上腕部のいずれかに貼付

発熱に対して
- ▶ カロナール細粒20% 150mg/回 発熱時頓用 5回分

治 療

　急性気管支炎・急性細気管支炎は，原因微生物の多くがウイルスであり，これらに有効な抗ウイルス薬は存在しません．百日咳（p.100 参照）など細菌性が疑われるときに抗菌薬による治療が行われます．通院での対症療法が行われますが，水分が摂れないなど全身状態が悪いときや，呼吸症状が悪化しチアノーゼを認めるなどの重症例では入院加療が検討されます．喘息様気管支炎の治療も同様に対症療法が中心となります．

鎮咳薬

　気管支の平滑筋の収縮をおさえ咳反射を抑制します．

痰に対する処方

　痰がらみの咳の症状を和らげる目的で，去痰薬，気管支拡張薬が処方されます．また，カルボシステインとアンブロキソールは作用機序が異なるため，併用されることが多い医薬品です．味もよいので，そのまま簡単に服用することができます．

喘鳴，咳がつづくときの処方

　気管支拡張薬を用いると狭くなっている気管支が拡張するため，息苦しさの改善が

期待されます．内服の気管支拡張薬は通常1日2回の投与になりますが，去痰薬と混合するために1日3回で処方される場合があります．逆に去痰薬を1日2回にする場合もあります．

　内服が難しい場合にはテープ剤が処方されます．毎回同じ場所に貼るとかぶれてしまうので，貼り替えるときは場所を変えるように説明します．入浴前に剥がし，入浴後に新しいテープ剤に貼り替えましょう．

パリビズマブ（遺伝子組換え）

　新生児から幼児に対し，RSウイルス感染による下気道感染症の発症抑制に使われる抗RSウイルスヒト化モノクローナル抗体製剤で，パリビズマブ（遺伝子組換え）を主成分とするシナジス筋注液（商品名）があります．RSウイルスの流行期に筋肉注射しますが，ワクチンではありません．薬価が高いことでも知られています．誰でも注射できるわけではなく，保険診療では早産や先天性疾患のある新生児など，対象者が限定されています．詳細は添付文書を参照してください．

服薬指導・生活指導

副作用が出たら

　気管支拡張薬が処方された場合には，興奮による手の震え，不眠，顔面紅潮などの副作用があることも説明しておきましょう．もし，テープ剤で副作用が起こった場合には，剥がせば問題はありません．

療養上の注意点

　対症療法が中心となるため，周囲の大人のサポートが欠かせません．服薬指導の際には日頃から手洗い，うがいを行うようしっかりと説明します．自宅では水分は多めにとるようにし，部屋もできるだけ湿度（60〜70％に）を上げておきましょう．加湿器を使用するとよいですが，加湿器が自宅にない場合は，室内に洗濯物を干したり，洗面器に水を張っておいたりするなどの方法も有効です．

　服薬は，食事にかかわらず行ってもかまいません．咳がひどいときは，少し落ち着いてから服用させますが，1日の服用回数は守るように指導します．

再受診の目安

急性細気管支炎の自然治癒経過を**図**[1)] に示します.

数日経ってもよくならない，高熱が出る，息苦しさや水分を欲しがらないなどがある場合は，レッドフラッグと考えられ，再受診の目安です．事前に医師からの指示を確認しておきましょう.

また，急性細気管支炎と診断された場合でも，息苦しいなど症状が悪化した場合や，数日経ってもよくならないか高熱が続いて二次感染が疑われる場合は，かならず受診するように伝えましょう.

すぐに受診勧奨を行うべき症状

• 高熱が続く

• 何度も咳込んで嘔吐してしまう

• 肋骨と肋骨の間（肋間）がペコペコへこむ（陥没呼吸）

• 顔色や唇の色が悪い

• 受け答えがはっきりしない

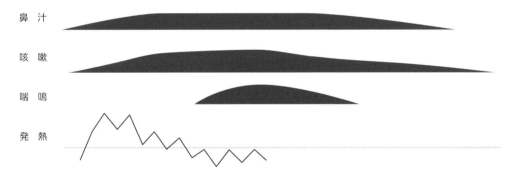

鼻　汁									
咳　嗽									
喘　鳴									
発　熱									
日　数	1 日目	2 日目	3 日目	4 日目	5 日目	6 日目	7 日目	8 日目	9 日目	10 日目

図　急性細気管支炎の自然治癒経過

（厚生労働省健康局結核感染症課：抗微生物薬適正使用の手引き 第二版，p.70，2019 より）

文献 ―――

1）厚生労働省健康局結核感染症課：抗微生物薬適正使用の手引き 第二版，p.70，2019.

15 気管支喘息

　気管支喘息は，遺伝因子と環境因子によって気道に慢性的な炎症が生じることで気道過敏性が亢進し，感染やアレルゲン曝露などをきっかけに発作性に咳，喘鳴，呼吸困難をくり返す疾患です．慢性的な炎症は，気道の不可逆的な構造変化（リモデリング）をきたすため，発作症状のコントロールだけでなく，気道のリモデリングを予防することも大切です．症状がない状態を保ち，日常生活が送れるよう，薬物療法や患者教育が行われます．

 ## 処方薬

● 長期管理薬（コントローラー）

成分名	代表的な商品名	剤　形	小児薬用量・用法
ロイコトリエン受容体拮抗薬			
プランルカスト水和物	オノン	Cap　DS	7 mg/kg/日 [*1]
モンテルカストナトリウム	キプレス	錠　OD　細 チュアブル	1〜6歳：4 mg/日 6歳以上：5 mg/日
吸入ステロイド薬（ICS）			
ブデソニド	パルミコート	吸 (吸入液, DPI)	〈吸入液〉0.25 mg または 0.5 mg/回 （1日最高量：1 mg） 〈DPI〉100〜200 μg/回 （1日最高量：800 μg）
フルチカゾンプロピオン酸エステル	フルタイド	吸 (DPI, エアゾール)	50 μg/回 （1日最大投与量：200 μg）
吸入ステロイド薬・長時間作用性 β_2 刺激薬配合剤（ICS/LABA）			
サルメテロールキシナホ酸塩・フルチカゾンプロピオン酸エステル	アドエア	吸 (DPI, エアゾール)	表2 参照
キサンチン系気管支拡張薬			
テオフィリン	テオドール	錠　顆　DS	8〜16 mg/kg/日 [*2]
経口ステロイド薬			
ベタメタゾン	リンデロン	錠　散　S	0.15〜4 mg/日

＊1：1日最高用量は，10 mg/kg/日とする（成人の通常の用量である 450 mg/日を超えないこと）．
＊2：慎重投与：①てんかんおよびけいれんの既往歴のある小児〔けいれんを誘発することがある〕，②発熱している小児〔テオフィリン血中濃度の上昇やけいれんなどの症状が現れることがある〕，③6ヵ月未満の乳児〔乳児期にはテオフィリンクリアランスが一定していない．6ヵ月未満の乳児ではテオフィリンクリアランスが低く，テオフィリン血中濃度が上昇することがある〕．6〜15歳では 8〜10 mg/kg/日（分2）より開始し，臨床効果と血中濃度を確認しながら調節する．

● 短期追加治療薬

成分名	代表的な商品名	剤 形	小児薬用量・用法
長時間作用性 β_2 刺激薬			
ツロブテロール塩酸塩	ホクナリン	錠 DS	0.04 mg/kg/日
ツロブテロール		貼	6 ヵ月～3 歳：0.5 mg 3～9 歳：1 mg 9 歳以上：2 mg

● 発作治療薬（リリーバー）

成分名	代表的な商品名	剤 形	小児薬用量・用法
短時間作用性 β_2 刺激薬（SABA）			
サルブタモール硫酸塩	ベネトリン	錠 S 吸 (吸入液)	〈内服〉0.3 mg/kg/日 〈吸入液〉0.1～0.3 mL/回
	サルタノール	吸 (エアゾール)	1 回 1 吸入 （1 日 4 吸入まで，3 時間以上空ける）

📋 **処方例**（5 歳，体重 20 kg の場合）

ステップ 1・2
- ▶ キプレス細粒 4 mg　1 包/日　分 1　就寝前　14 日分
- ▶ オノンドライシロップ 10%　140 mg/日　分 2　朝夕食後　14 日分

ステップ 2（低用量 ICS）
- ▶ フルタイド 50 ディスカス 50 μg 60 ブリスター　1 個　1 回 1 吸入　1 日 2 回

ステップ 3（中用量 ICS）
- ▶ フルタイド 100 ディスカス 100 μg 60 ブリスター　1 個　1 回 1 吸入　1 日 2 回

ステップ 4
- ▶ フルタイド 100 ディスカス 100 μg 60 ブリスター　1 個　1 回 2 吸入　1 日 2 回
- ▶ リンデロンシロップ 0.01%　0.8 mg/日　分 2　朝夕食後　1 日分
- ▶ ホクナリンテープ 1 mg　7 枚　1 回 1 枚　1 日 1 回

　　　　　　　　　　　　　　　胸部，背部または上腕部のいずれかに貼付

発作治療薬（リリーバー）
- ▶ サルタノールインヘラー 100 μg　1 瓶　発作時 1 回 1 吸入（1 日 4 吸入まで）

　　　　　　　　　　　　　　　　　続けて使う時は 3 時間空ける

- ▶ ベネトリン吸入液 0.5%　30 mL（製剤量）
　　生理食塩液　200 mL　1 回ベネトリン 0.3 mL を生理食塩液 2 mL に混合

　　　　　　　　　　　　　　　　　ネブライザーを用いて吸入

治　療

　喘息の治療は，4つのステップに分かれており，治療ステップが1から4に進むほど治療の強度が高くなります．重症度，これまでの治療ステップ，年齢や生活環境を考慮して決められます．それぞれの治療ステップの目安となる症状を示します[1]．

ステップ1：年に数回，軽い症状がある（間欠型）
ステップ2：月1回以上の症状があり，ときに呼吸困難があるが，日常生活に支障は少ない（軽症持続型）
ステップ3：週1回以上の症状があり，ときに中・大発作を生じ，日常生活に支障をきたす（中等症持続型）
ステップ4：毎日症状があり，週に1〜2回の中・大発作を生じ，日常生活に支障をきたす（重症持続型）

　長期管理薬（コントローラー）が治療の中心となり，吸入ステロイド薬（ICS）が重要な役割をもちます．ただし，乳幼児では吸入手技が難しいことなどがあり，ロイコトリエン受容体拮抗薬が主に用いられます．長期管理薬の使用により3ヵ月以上の良好なコントロールが持続できたら，ステップダウンが検討されます．

ロイコトリエン受容体拮抗薬

　モンテルカストには，口腔内崩壊錠（OD錠）もありますが，小児への適応はありません．6歳以上に使用できる咀嚼錠（チュアブル錠）は，ラムネを食べるときのように，必ずかみ砕いてから唾液で溶かして服用するように指導します．細粒剤は，年齢に関係なく1包服用します．プランルカストには気管支喘息だけでなく，アレルギー性鼻炎の適応があるのが特徴です．

吸入ステロイド薬（ICS）

　パルミコート吸入液は，ネブライザーを使って吸入するため，吸入手技が難しい患児に向いています．ネブライザーは処方元の医療機関から貸し出しする場合もありますが，薬局や家電量販店でも購入することが可能です．種類によって使用可能な薬剤が決まっているため，看護者から購入について相談を受けることもあります．事前に調べておくとよいでしょう（表1）．
　一方，ドライパウダー式吸入剤（DPI）であるフルタイドディスカスは，吸入デバイスのなかでも比較的簡単に操作できます．フルタイドの小児適応は50と100で，1日の最大投与量は200μg（50なら4吸入/日，100なら2吸入/日まで）となっています．

表1　ネブライザーの使用可否

薬剤名（商品名）	混合する薬剤	メッシュ式	ジェット式
インタール吸入液1%	—	○	○
	ビソルボン	×（白濁するため）	×（白濁するため）
	ベネトリン	○	○
	メプチン	○	○
パルミコート吸入液0.25mg	—	○	○
ビソルボン吸入液0.2%	—	（霧化しにくい）	○
	生理食塩液	○	○
ベネトリン吸入液0.5%	—	○	○
	ビソルボン	（霧化しにくい）	○
	生理食塩液	○	○
メプチン吸入液0.01% メプチン吸入液ユニット	—	○	○

吸入ステロイド薬・長時間作用性β_2刺激薬配合剤（ICS/LABA）

　　フルチカゾン・サルメテロールの配合剤は，投与量（力価）により DPI とエアゾール剤で使用できる剤型が違います（**表2**）．

表2　フルチカゾン/サルメテロール配合剤の用法・用量

1回吸入量	用法
サルメテロール25μg, フルチカゾンプロピオン酸エステル50μg	アドエア50エアゾール：1回1吸入　1日2回
サルメテロール50μg, フルチカゾンプロピオン酸エステル100μg	アドエア100ディスカス：1回1吸入　1日2回 アドエア50エアゾール：1回2吸入　1日2回

キサンチン系気管支拡張薬

　　発熱時にテオフィリンを服用すると，小児（特に乳幼児）は成人と比べてけいれんを起こしやすく，テオフィリンの血中濃度が上昇しやすくなっています．添付文書上でもほかの治療薬の優先を考慮するように情報提供がなされています（テオフィリン投与中に発現したけいれんの報告は，発熱した乳幼児に多い）．発熱時の使用について注意が必要なほか，既往にてんかんやけいれんがないかどうかも確認しましょう．

経口ステロイド薬

　　ICS やロイコトリエン受容体拮抗薬を使用しても効果が感じられないときに，追加治療薬として短期間だけ使用されます．また，最重症患者に対し，長期管理薬として隔日投与することがあります．

　　発作時治療薬としては，ステップ3の長期管理中や，過去1年間に発作での入院

経験がある場合などに使用が検討されます.

長時間作用性 β_2 刺激薬

ツロブテロールの剤型には, 錠剤, ドライシロップ剤と貼付剤 (テープ剤) があります. 内服が難しいときにはテープ剤が使われます. 特に貼付剤の規格と対象年齢には注意が必要です. ツロブテロール貼付剤については, 「小児気管支喘息治療・管理ガイドライン 2017」から長期管理薬の区分から変更となり, 短期間だけ長期管理薬に追加する治療薬として使われるようになりました.

短時間作用性 β_2 刺激薬 (SABA)

サルブタモールは, 錠剤やシロップ剤のほかに, 定量噴霧式のエアゾール剤とネブライザーを用いて吸入する吸入液があります.

エアゾール剤は発作時に使用し, 小児では通常, 1 日 4 吸入までとなります. 過度の吸入は不整脈などの心臓への負担があるため, 指導の際に注意喚起する必要があります. 製薬会社が配布している指導箋もあるため, 吸入指導の際に活用するといいでしょう.

吸入液は 1 回 0.1 〜 0.3 mL を指示された量の生理食塩液 (通常は 2 mL) と混合し, ネブライザーで吸入します. 生理食塩液の代わりに, クロモグリク酸ナトリウム吸入液 (商品名 : インタール吸入液) が使われることもあります.

服薬指導・生活指導

服薬のサポート

長期管理薬は医師の指示がない限り, 服用または吸入を継続します. モンテルカスト細粒は, 年齢に関係なく 1 包をすべて服用すること, 開封後はすぐに服用するように指導します. チュアブルはラムネのように甘いので, 苦手な患児は少ないと思います. ただ, 咀嚼錠と呼ばれることからもわかるように, 必ず噛み砕いてから服用してもらいます. 「カリカリ噛んでから飲み込んでね」と指導するとわかりやすいのではないでしょうか.

吸入手技

吸入指導は, 実際に行ってみせるのが一番です. デモ用の吸入デバイスは, 製薬会社から入手可能です. そのほか, 吸気流速*を確認するための各デバイスに対応した吸入気流指導用トレーナー (必要な吸気流速以上で, 音が鳴る) もあります. ぜひ指導の際に活用して, 吸入ができているかどうかを確認しましょう.

＊ : DPI では, 必要な吸気流速が存在し, ディスカスの場合, 30 L/ 分 = 500 mL の空気を 1 秒間で吸い込む速度が必要となります.

確実に吸入できなければ，せっかくの吸入薬も意味がありません．デバイスごとの特徴はもちろん，日頃からデモ機などにも触れて，どのような項目を指導するか，イメージしておくとよいと思います．また吸入指導のあとは，しっかりと評価を行い，できていない項目については医師だけでなく看護者にもフィードバックすることも重要です．

吸入補助器の使用

エアゾール剤を使用するときは，吸入補助器（スペーサー）の使用も検討します（p.64参照）．購入費用が発生するため，実際に看護者に見てもらい，使用するかどうかを判断してもらうとよいでしょう．以前は製薬会社から無償で配布されていたこともありましたが，空気力学的な特性や臨床的な有用性，安全性に関するデータが十分でないということで，無償での提供はなくなりました．

ICS の使用後

ICS の吸入後のうがいは，口腔カンジダ症や嗄声（かすれ声）を防ぐことが目的です．ICS が消化管吸収されることはほとんどないため，うがいが苦手な場合にはお茶や水で飲み込んでも問題ありません．

喘息日記の記録

発作治療薬を使ったら，使用回数をピークフロー値が記録できる喘息日記やお薬手帳に記載しておきます．次回の診察時の参考になるので，服薬指導の際に記録するよう勧めてみましょう．

吸入薬指導加算

2020 年度の調剤報酬改定で薬剤服用歴管理指導料にて吸入薬指導加算が算定できるようになりました．算定要件の一つとして，医療機関との情報共有があるため，お薬手帳や文書（図）などにより処方医にフィードバックする必要があります．このように，病院・診療所の医師と保険薬局の薬剤師が連携（病薬連携）して吸入指導を行うことで治療効果の向上を図ります．

生活上の注意点

呼吸器感染症に罹患すると，喘息の症状は悪化します．インフルエンザや新型コロナウイルス感染症においても同様です．手洗い，マスクの着用などの公衆衛生の啓発活動も重要です．

吸入指導報告書

薬局名：森の薬局　（担当）薬剤師 島 リス夫	送り先：山の病院
連絡先：012-345-6789	担当医師：くま太先生
患者ID：00001234	FAX：012（987）6543

ディスカス（薬剤名：アドエア 100 ディスカス）	○：できる △：次回確認 ×：できない
カバーとレバーをカチリと音がするまで開けられましたか	○
ディスカスを水平に保てますか	○
十分に息を吐いてから，吸入口に息を吹きかけないようにマウスピースをくわえることができましたか	○
ストローで水を吸うように，速く深く吸い込めましたか	△ 少し不十分なようにも見える
苦しくない程度に息止めすることができましたか	△ 笑ってしまうときがある
ゆっくり息を吐き出し，カバーを閉じられましたか	○
うがいを行いましたか	○
残薬 ☑あり □なし	【薬剤師のコメント】 次回，深く吸い込めたかどうかと息止めについて再確認します．

図　吸入指導報告書の例

喘息の治療では長期管理薬，発作治療薬の役目もしっかりと説明し，理解して継続してもらう必要があるので，薬剤師の役割は重要です．

文献 ───

1) 日本小児アレルギー学会編：小児気管支喘息治療・管理ガイドライン 2020，p.126，協和企画，2020.

16 便秘症

便秘とは，おなかに便が溜まることで排便回数や便の量が減り，便が出にくくなっている状態です．便秘によって腹痛，哺乳量や食事量の減少，排便時の痛みなどの症状があるときは便秘症として治療が必要になります．小児の便秘の原因としては，離乳食開始時期など食事内容の変化，排便時の嫌な経験，適切な時期と内容でないトイレットトレーニング，入園や小学校入学，引っ越しなど生活環境の変化時のストレスによるもの，腸内環境の乱れなどによるものが多いです．また，牛乳アレルギーとの関連も指摘されており，牛乳制限により便秘が改善することがあります．

処方薬

成分名・一般的名称	代表的な商品名	剤 形	小児薬用量
糖類下剤			
麦芽糖	マルツエキス	エキス	6ヵ月未満：6〜18g/日 6ヵ月〜1歳：12〜27g/日 1〜3歳：18〜45g/日
ラクツロース	モニラック	Ｓ 原末	330〜1,300mg/kg/日
塩類下剤			
酸化マグネシウム	重カマ	原末	0.05g/kg/日（製剤量）
刺激性下剤			
ピコスルファートナトリウム水和物	ラキソベロン	錠 内用液	〈錠剤〉7〜15歳：2錠/日 〈内用液〉6ヵ月以下：2滴/日 　　　　　7〜12ヵ月：3滴/日 　　　　　1〜3歳：6滴/日 　　　　　4〜6歳：7滴/日 　　　　　7〜15歳：10滴/日
漢方薬			
大建中湯	ツムラ大建中湯エキス顆粒（医療用）	顆	成人1日15.0gに対して 2歳未満：1/4以下 2〜4歳：1/3 4〜7歳：1/2 7〜15歳：2/3
ポリエチレングリコール（PEG）製剤			
マクロゴール4000 塩化ナトリウム 炭酸水素ナトリウム 塩化カリウム	モビコール	配合内用剤	2〜7歳：初回用量LD1包[*1] 7〜12歳：初回用量LD2包[*1] 12歳以上：初回用量LD2包[*2]

成分名・一般的名称	代表的な商品名	剤　形	小児薬用量
整腸薬			
宮入菌	ミヤBM	錠　細	0.1 g/kg/日（製剤量）

錠：錠剤　細：細粒　顆：顆粒剤

＊1：以降，症状に応じて適宜増減し，1日1〜3回経口投与．ただし，増量は2日以上の間隔を空けて行い，増量幅はLD 1包/日までとする．最大投与量LD 4包/日（LD2包/日まで）．

＊2：以降，症状に応じて適宜増減し，1日1〜3回経口投与．ただし，増量は2日以上の間隔を空けて行い，増量幅はLD 2包/日までとする．最大投与量LD 6包/日（LD4包/回まで）．

処方例（2歳，体重13kgの場合）

▶ ミヤBM細粒　1.5g/日（製剤量）　分3　食事に関係なく　7日分
▶ マルツエキス分包（9g/包）　3包/日　分3　食事に関係なく　4日分
▶ 酸化マグネシウム　0.5g/日（製剤量）　分3　毎食後　7日分
▶ モビコール配合内用剤LD　1包/日　分1　食事に関係なく　7日分
　　　　　　　　　　　　　　　　　　　　　　　　　　　水60mLに溶かして服用
▶ 大建中湯エキス顆粒（医療用）　5g/日（製剤量）　分2　朝夕食間　7日分
▶ ラキソベロン内用液0.75%　10mL（製剤量）　1日1回　1回6滴　便秘時に

治　療

　グリセリン浣腸などで溜まった便を取り除いたうえで，まずは生活指導が優先的に行われます．

生活指導の例
• 朝食を摂り，トイレに行く時間を確保するために夜更かしや寝坊を避ける．
• 食物繊維を多く含むバランスのとれた食事を規則正しく摂り，過剰な間食は避ける．
• トイレを我慢しないようにする．
• 水分摂取を促す．

　生活指導で改善がみられない場合には，薬物療法が開始されます．ベースとなる薬剤は整腸薬で，さらに塩類下剤，浸透圧性下剤や大建中湯を併用することがあります．また，2018年に発売になったポリエチレングリコール製剤（商品名：モビコール）は，2歳以上の小児に使用することができます．これらの薬剤を使用しても改善がみられないときに，ピコスルファートなどの刺激性下剤が使用されます．

整腸薬

　ミヤBMに含まれる宮入菌は芽胞を形成し，胃酸に対して抵抗を示します．胃酸の影響を受けずに大腸まで到達するため，食事に関係なく服用可能です．

糖類下剤

　マルツエキスに含まれる麦芽糖が腸内の菌によって発酵され，そのときに生じたガスによって腸蠕動を亢進させて便通を促します．また，浸透圧によって腸管内の水分が増え，便を軟らかくする効果もあります．

　ラクツロースは，服用すると未変化のまま大腸に達し，あたかも高繊維食を摂取したときのように生理的な排便作用を発揮すると同時に，腸内細菌により分解され生成した有機酸によって腸管運動を緩やかに亢進させることにより便秘の改善効果がみられます．

塩類下剤

　マグネシウム製剤は腸管から吸収されず，浸透圧の作用で腸壁から水分を奪い，腸管内容物を軟化することにより便に水分を含ませて便を軟らかくします．酸化マグネシウムを長期に服用すると，血清マグネシウム値が上昇し，高マグネシウム血症に至ることがあります．高マグネシウム血症の初期症状としては，「吐き気」「嘔吐」「立ちくらみ」「めまい」「脈が遅くなる」「皮膚が赤くなる」「力が入りにくくなる」「体がだるい」「傾眠（眠気でぼんやりする，うとうとする）」があり，看護者に注意喚起する必要があります．

ポリエチレングリコール製剤

　ポリエチレングリコール（PEG）製剤は，ポリエチレングリコール（マクロゴール4000）の浸透圧効果により腸管内の水分量を増加させます．その結果，便中水分量が増加して便が軟化し，さらに便容積が増大することで，生理的に大腸の蠕動運動が活発化して排便が促されることを期待した薬剤です．また，水に溶かして服用するため，適切な軟らかさの便になるまで増減が可能なことも特徴です．2歳以上の小児に使用可能です．製剤にはLDの2倍量の包装形態（HD）もあるので，調剤時には注意が必要です．

漢方薬

　大建中湯は山椒，人参，乾姜，膠飴からなる漢方薬で，イレウスの予防薬としても有名です．神経伝達物質であるアセチルコリンの分泌促進作用をもっています．アセチルコリンが胃や腸のはたらきを活発にして小腸でのモチリンの分泌を促進させることで，胃腸の蠕動運動が亢進して便の排出を促すことがわかっています．

刺激性下剤

　ピコスルファートは，便秘時頓用なのか，それとも連日服用するのかを必ず確認します．効果が出てくるまで約7〜12時間かかるので，翌朝の効果を期待すると，服用するタイミングは寝る前となります．指示された量を水に混ぜて服用します．味は甘いので，服薬は難しくありません．

服薬指導・生活指導

水分摂取

便を軟らかくするためには水分が欠かせません．一般的に，摂取する水分量が少ないと便は硬くなります．また，便秘薬のほとんどは浸透圧を利用しているため，服薬の際にも水分摂取が重要です．体内にある程度の水分がなければ，腸管内に水分をとどめておくことができません．一度に多く飲むのではなく，普段から，飲める量をこまめに摂ることが重要と考えます．服薬指導の際にひと言，伝えておくとよいでしょう．

服薬のサポート

モビコールには独特な塩味があるため，飲みにくい場合には，リンゴジュース，スポーツドリンク，乳酸菌飲料，オレンジジュース，ミルクココア，コーンスープ，飲むヨーグルトと混ぜて服用するといいでしょう．

大建中湯には，膠飴（水あめ）が入っているので，飲みにくさはありません．お湯に溶かして服用すると，体も温まります．

排便日誌の記録

ガイドラインでは，排便日誌の記録も推奨されています[1]．排便日誌をつけることで，排便があった日時や回数，服薬状況の把握に役立ち，治療効果が得られやすいとされています．看護者に提案してみるとよいでしょう．

排便日誌は，インターネット上でさまざまな種類のものが公開されています．ぜひ使用してみましょう．

文献

1) 日本小児栄養消化器肝臓学会ほか編：小児慢性機能性便秘症診療ガイドライン，診断と治療社，2013.

17 感染性胃腸炎

　感染性胃腸炎は冬に最も多いノロウイルス，春頃から増え始めるロタウイルス，アデノウイルスなどのウイルス，カンピロバクター，黄色ブドウ球菌，病原性大腸菌（O157，O26 ほか）などの細菌，寄生虫の感染により生じ，腹痛，嘔吐，下痢，発熱など胃腸炎症状を認めます．ロタウイルス，ノロウイルスなどによるウイルス性胃腸炎を嘔吐下痢症と呼び，乳幼児に好発し，1 歳以下の乳児では重症化することがあります．

処方薬

成分名	代表的な商品名	剤 形	小児薬用量
嘔吐に対して			
ドンペリドン	ナウゼリン	錠 OD DS 坐	〈内服〉 6 歳未満：1 〜 2 mg/kg/日 * 1 6 歳以上：1 mg/kg/日 * 1 〈坐剤〉 3 歳未満：10 mg/回 3 歳以上：30 mg/回
メトクロプラミド		錠 細 S	0.5 〜 0.7 mg/kg/日
塩酸メトクロプラミド	プリンペラン	注	3 ヵ月未満：1.25 mg/回 6 ヵ月未満：1.5 mg/回 1 歳未満：2 mg/回 2 歳未満：2.5 mg/回 5 歳未満：3.5 mg/回 10 歳未満：5 mg/回 15 歳未満：7.5 mg/回
下痢に対して			
宮入菌	ミヤ BM	錠 細	0.1 g/kg/日（製剤量）
抗菌薬			
エリスロマイシンステアリン酸塩	エリスロシン	錠	25 〜 50 mg/kg/日 * 2
エリスロマイシンエチルコハク酸エステル		顆 DS	
クラリスロマイシン	クラリス	錠 DS	10 〜 15 mg/kg/日 * 2
ホスホマイシンカルシウム水和物	ホスミシン	錠 DS	40 〜 120 mg/kg/日

＊ 1：1 日投与量はドンペリドンとして 30 mg を超えないこと．
＊ 2：成人量を超えない．

> **処方例**（体重 10 kg の場合）
>
> **嘔吐に対して**
> ▶ ナウゼリンドライシロップ 1%　10 mg/日　分 3　毎食前　4 日分
> ▶ プリンペランシロップ 0.1%　0.5 mg/日　分 3　毎食前　4 日分
> ▶ ナウゼリン坐剤 10　3 個　嘔気時　1 回に 1 個挿入
>
> **下痢に対して**
> ▶ ミヤ BM 細粒　1 g/日（製剤量）　分 3　食事に関係なく　5 日分
>
> **細菌性腸炎が疑われるとき**
> ▶ クラリスドライシロップ 10% 小児用　100 mg/日　分 3　毎食後　5 日分
> ▶ エリスロシンドライシロップ W20%　300 mg/日　分 3　毎食後　5 日分
> ▶ ホスミシンドライシロップ 400　800 mg/日　分 3　毎食後　5 日分

治　療

　薬物治療のポイントは，脱水症状を防止することです．特にウイルス性の胃腸炎については，抗ウイルス薬が存在しないため，対症療法となります．
　食欲増進の目的で，シプロヘプタジン（商品名：ペリアクチン）を一緒に処方されることがありますが，適応外処方となります（1996 年に「食欲不振・体重減少の改善」効能削除）．処方があった場合は，処方意図を確認しましょう．

嘔吐に対する処方

　受診時に，メトクロプラミド注射液と補液が一緒に投与されていることもあります．その場合には，点滴終了後にどのくらい間隔をあけてから服用してよいかを医師に確認しましょう．内服が難しい場合には，坐剤が処方されます．

下痢に対する処方

　整腸薬が基本となります．なかでも酪酸菌（宮入菌）は芽胞を形成して，胃酸にも抵抗性を示します．錠剤も市販されているので，とても使いやすいです．
　アドソルビン，タンニン酸アルブミンなどは病原菌の排出を遅らせるなど，かえって回復が遅れることが知られています．整腸薬と別包で処方される場合もありますが，その際は処方医に使用方法を確認しておく必要があります．また，タンニン酸アルブミンには乳性カゼインが含まれているので，牛乳アレルギーがある患児には禁忌となります．

細菌性腸炎が疑われるときの処方

　細菌性腸炎が疑われる場合，起炎菌としてカンピロバクターが考えられます．カンピロバクター腸炎の場合，ガイドライン上では，第一選択はマクロライド系のクラリ

スロマイシンやエリスロマイシンなど，第二選択がホスホマイシンとなっています．ただ，実際には抗菌スペクトルや薬剤の味を考慮し，ホスホマイシンが第一選択となる場合が多いです．一方，ホスホマイシンでは，耐性菌が約50%発現しているという報告もあるため，下痢の頻度や解熱傾向を確認して抗菌薬の効果を評価する必要があります．なお，ホスホマイシンのドライシロップには20%製剤と40%製剤があるので，調剤時には間違えないように注意しましょう．

MRSA腸炎に対する処方

便培養でMRSAが検出され，水様性緑色便，突然の下痢（10〜20回），発熱などの症状がみられれば，MRSA腸炎となります．その場合，消化管からほとんど吸収されず，高い消化管内濃度を保つことができるバンコマイシン塩酸塩散を内服します．ただし，苦みが強く服用が難しいため，単シロップを用いて矯味するなど調剤上の工夫を要します．入院して治療を行うことがほとんどですが，以下にバンコマイシン塩酸塩散を使った水剤の処方例を示します．調製方法は注射用水でバンコマイシン塩酸塩散を溶かしたあと，単シロップを使って患児が服用できる量にメスアップします．

処方例（体重10kgの場合）

▶ バンコマイシン塩酸塩散　400mg/日
注射用水　適量
単シロップ　適量　　　　　　　　分4　食事に関係なく　7日分

服薬指導・生活指導

服薬のサポート

吐き気止めの内服と坐剤が一緒に処方されているときは，どちらを優先して使用すべきかを医師の指示をもとに具体的に指導します．通常は，帰宅したら坐剤を使用する場合が多いですが，院内の処置で吐き気止めの点滴をしていることも考えられます．

脱水の予防

家庭では脱水対策のために，こまめな水分補給を心がけましょう．経口補水液がよく使われますが，経口補水液と，2倍に薄めたリンゴジュースを比較し，脱水対策の効果は変わらなかったという報告もあります[1]．小児においては，経口補水液よりもリンゴジュースのほうが飲みやすく，脱水対策の面からは効果があったとされており，飲めるもの（スープ，味噌汁でもよい）を飲んでもらうということを前提に服薬指導を行うとよいでしょう．

薬を飲んでも改善がみられなかったり，水分を欲しがらない，尿量が減ってきているなどの症状があれば，すぐに受診しましょう．

経口補水療法

　脱水時に水分と電解質を補うことはいうまでもありません．経口補水療法（oral rehydration therapy：ORT）に用いられる経口補水液（oral rehydration solution：ORS）は，水分と電解質と糖分の配合バランスを調整したもので，点滴を行えない開発途上国の脱水症の改善のために WHO が開発しました．体から失われた水分と塩分が速やかに吸収されるので，ORS を適切に服用することで経静脈輸液と同等の水・電解質補給効果があることがエビデンスで示されています．最近では処方薬のほかに，薬局で購入した ORS を服用するようにとの指示もよくみられます．市販されているものもありますが，家庭で作ることも可能です．

> ORS のレシピ
> ①水 1L に対して，砂糖 40g と塩 3g を加えてよく溶かす．
> ②砂糖と塩が溶けたら，レモンやグレープフルーツの果汁（カリウムが含まれる）を加えて味を調味する．
> 　※作り置きは衛生的によくありません．

　ORS は 1 日の服用量が決まっており，適切な量を服用することで効果が得られます．ORS は飲みにくいという声を聞くことがありますが，脱水が進行すると飲めるようになります（体が欲しているのでしょう）．少量ずつこまめに飲ませるようにしましょう．

> 服用量の目安
> 乳児：30 ～ 50mL/kg/日
> 幼児：300 ～ 600mL/日
> 学童～成人（高齢者も含む）：500 ～ 1,000mL/日

文献

1）Freedman SB et al：Effect of dilute apple juice and preferred fluids vs electrolyte maintenance solution on treatment failure among children with mild gastroenteritis：a randomized clinical trial. JAMA, 315 (18)：1966-1974, 2016.

18 鵞口瘡（口腔カンジダ症）

　鵞口瘡は，*Candida albicans* が口腔内に感染することで発症する口腔カンジダ症の一種で，新生児，乳児にみられます．口腔内に，ミルクのかすに似た白いかたまりが斑点状にでき，こすっても取れません．痛みを感じることは少ないですが，食欲が落ちることがあります．

処方薬

成分名	代表的な商品名	剤　形	小児薬用量・用法
抗真菌薬			
アムホテリシンB	ファンギゾン	S	50 〜 100 mg/日
ミコナゾール	フロリード	ゲル剤	適量

処方例（体重3kgの場合）

▶ フロリードゲル経口用 2%　5g（製剤量）　分4　毎食後・就寝前
▶ ファンギゾンシロップ 100mg/mL　10mL　1日2〜4回　食後

薬剤交付時の注意点

　フロリードゲル経口用2%，ファンギゾンシロップ100mg/mL ともに分類としては内用剤ですので，レセプト請求は内用剤として請求します．ただし，実際には患部に塗布しますので，薬袋などは外用剤のものを使用して交付します．

　フロリードゲル経口用の成分は，アゾール系抗真菌薬であるミコナゾールです．ミコナゾールは，薬物代謝酵素である CYP3A および CYP2C9 と親和性があり，ワルファリンの代謝を阻害することが知られています．ワルファリンの治療を必要とする場合は，そちらを優先するため，ファンギゾンシロップを選択することになります．

　ファンギゾンシロップは内服してもほとんど吸収されませんが，塗布するものであることを意識してもらうため，外用の投薬瓶で調剤している施設も多いです．

服薬指導・生活指導

服薬のポイント

　処方される薬は内服の分類ですが，実際は綿棒などで患部に塗り，塗った直後は，飲食物の摂取を控えます．ただ，そのまま飲み込んでしまっても問題はありません（消化管からほとんど吸収されません）．味は両方とも甘いです．

　ファンギゾンシロップは，使用前に十分振盪して均等な懸濁液として使用するよう説明します．また，シロップの色が橙色のため，一過性に歯の黄変が認められることがありますが，歯磨きによるブラッシングで簡単に除去できます．

　フロリードゲルは，薬物代謝酵素（シトクロム P450）に関連する相互作用を受けるので，併用薬の確認を忘れないようにしましょう．

生活上の注意点

　繰り返し感染することもあるため，手指や乳頭の清潔を保つほか，哺乳びんを熱湯消毒するように説明しましょう．

19 ぎょう虫症

　ぎょう虫による寄生虫症で，肛門周囲の強い痒みが特徴で小児では不眠，不機嫌，集中力低下の原因になることがあります．ぎょう虫は，感染力が強く，手指を介した虫卵の経口摂取を主な感染経路として，ヒト間のみで感染が繰り返されます．

処方薬

成分名	代表的な商品名	剤 形	小児薬用量
駆虫のため			
ピランテルパモ酸塩	コンバントリン	錠 DS	10 mg/kg を単回投与 （50 kg 以上は 500 mg）

処方例（体重 30 kg の場合）

▶ コンバントリンドライシロップ 100 mg　300 mg　食事に関係なく　単回投与
▶ コンバントリン錠 100 mg　3 錠　食事に関係なく　単回投与

駆虫のための処方

　ピランテルパモ酸塩は，虫体の神経筋伝達を遮断して運動麻痺を起こすことで駆虫すると考えられています．駆虫率は 90% ですが，卵，幼虫に対しては効果が期待できません．そのため，卵，幼虫から成虫になる期間を考慮して，初回投与から 2 週間後に再投与します[1]．

　家庭内に陽性者が出た場合は，同居している家族にも感染している可能性を考慮し，同居者全員に駆虫薬を処方されることがあります．

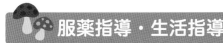 **服薬指導・生活指導**

服薬のポイント

　食事に関係なく投与することができ，投与は1回のみです（単回投与）．ドライシロップはヨーグルト風味で，甘くて飲みやすくなっています．1包あたり100mgの分包品として販売されているため，前述の処方例（体重30kgの場合）では3包服用することなります．錠剤も用意されていますが，いずれの剤形にしても，1回に服用する量が多くなるので，確実に全量服薬してもらうことが重要です．

療養上の注意点

　薬物治療も大切ですが，ぎょう虫症では，二次感染や周囲への感染を防ぐための生活指導も重要になります．

❶ 爪をかまない・爪を短く切る

　爪の間に虫卵がいる場合，爪をかんでしまうと，自分で蟯虫の卵を口に運んでいることになります．また，爪を短く切ることで瘙痒部位をかき壊さずに済みます．

❷ 肛門周辺をかかない

　かき壊すことで，細菌による二次感染を引き起こす可能性があります．

❸ トイレのあと，食事や調理の前など，手をよく洗う

　手に付いた虫卵を洗い流します．

筆者が小学生の頃の学校健診では，セロファンテープ（ピンテープ）を用いたぎょう虫検査が義務でしたが，学校保健安全法施行規則の改正により2016年に義務化が廃止されました．現在でも年間数万人の単位で罹患しており，国内で最も多い寄生虫症と考えられています．

文献 ————
　1）熱帯病治療薬研究班：寄生虫症薬物治療の手引き— 2020 —改訂第10.2版．2020．

20 夜尿症

夜尿とは，いわゆるおねしょのことです．ガイドラインでは，5歳以上の小児の就寝中の間欠的尿失禁で，1ヵ月に1回以上の夜尿が3ヵ月以上続く場合を夜尿症と定義しています[1]．このとき，昼間の尿失禁など下部尿路症状を伴うものを非単一症候性夜尿症，夜尿のみの場合を単一症候性夜尿症と診断します．夜尿は5歳で約15%，10歳で約10%にみられ，珍しいものではありません．尿意で目を覚ますことができない覚醒障害，未熟な膀胱の蓄尿能力，夜間多尿などの要因が重なることで発症すると考えられています．治療としては，まず排尿日誌や排便日誌の作成，就寝前にトイレに行く，夜間の飲水制限などの生活指導と行動療法を行い，改善がみられない場合に薬物療法またはアラーム療法が行われます．

処方薬

成分名・一般的名称	代表的な商品名	剤 形	小児薬用量
抗利尿ホルモン薬			
デスモプレシン酢酸塩水和物	ミニリンメルト	OD	6歳以上：120μg/日[*1]
漢方薬			
小建中湯	ツムラ小建中湯エキス顆粒（医療用）	顆	10g/日（製剤量）[*2]

＊1：効果不十分な場合は，240μg/日に増量することができる．
＊2：患者の多くは学童期のため，成人量（15g/日）の2/3で処方（分2 朝夕食前）する．

📋 処方例（6歳の場合）

▶ ミニリンメルトOD錠120μg 1錠 分1 就寝前 7日分
▶ 小建中湯エキス顆粒（医療用） 10g/日（製剤量） 分2 朝夕食前 7日分

抗利尿ホルモン薬

薬物療法では主に抗利尿ホルモン薬が使用されます．デスモプレシンの抗利尿作用を考慮した場合，水分摂取量の管理が重要となるため，水なしで服用します．舌下に入れると速やかに溶けます．単一症候性夜尿症の患児には，抗コリン薬（オキシブチニン，ソリフェナシン，プロピベリン）との併用が有効との報告もあり，適応外で処方されることがあります．

漢方薬

夜尿症に使用する漢方薬はさまざまありますが，最初に使用されることが多いのは小建中湯です．5歳以上に処方されます．

服薬指導・生活指導

生活上の注意点

患児の水分管理が重要となります．特にデスモプレシンを使用中は，水中毒を避けるためにきめ細かい説明が求められます．

- 就寝の2〜3時間前から翌朝までの飲水は極力避ける．過度に飲水してしまった場合は，その日の服薬をスキップしてもよい．
- 全身性感染症，発熱，胃腸炎などを発症した場合には，服薬を中止する．
- 就眠前の排尿を徹底する．
- 水中毒を示唆する症状（倦怠感，頭痛，悪心・嘔吐など）が現れた場合にはただちに投与を中断し，速やかに主治医に連絡する．

過度に飲水した場合や，発熱などの症状があった場合は，必ず主治医にも連絡するようにしましょう．また，水中毒の具体的な症状を説明することや，水分摂取の量や方法を一緒に再確認することで，水中毒発症のリスクを減らすことができます．

漢方薬の服用

漢方薬は，食前，食間の服用が推奨されていますが，食後に服用しても効果が著しく低下するわけではありません．飲み忘れたら，食後の服用でもかまわないことを説明しましょう[1]．

小建中湯は，飲みにくい味ではありませんが，量が多いので，お湯に溶かして服用させるのもいいでしょう．もし飲みにくければ，砂糖などで矯味しても問題ありません．

水中毒

水分が体内に貯留し，血液中のナトリウム（血清ナトリウム）が希釈されて低ナトリウム血症となります．その結果，頭痛，嘔吐，失禁，意識混濁などの症状が起こります．このような状態を水中毒といいます．

血清ナトリウム濃度の目安
140 mEq/L：正常範囲内
130 mEq/L：軽度の疲労感
120 mEq/L：頭痛，嘔吐，精神症状
110 mEq/L：けいれん，昏睡
100 mEq/L：重篤な状態（死亡することもあり）

　抗利尿ホルモン製剤であるデスモプレシンを使用中に水分管理を怠ると，体内に水分が溜まってしまい，水中毒の症状が出てきます．デスモプレシンを調剤するときは，血清ナトリウム値を確認するとともに，水分摂取状況についても確認する必要があります．

アラーム療法

　下着に取り付けたセンサーが夜尿を感知すると，アラーム音が鳴り，患児に強い覚醒刺激を与える治療法です（図）．デスモプレシンと並んで第一選択となっています．保険適用外のため，アラーム装置の購入は全額自己負担になりますが，1ヵ月数千円程度でレンタルすることも可能です．

　なぜ夜尿症に有効なのかは，完全にはわかっていませんが，夜間の尿産生量が減少し睡眠中の蓄尿量が増大することが国内外の研究で明らかになっています．治療効果もあることから，薬物療法と同じくらいの症例で治療が行われています．

　患児本人の理解と協力はもちろん，アラーム音で起きなかった場合には保護者が起こしてあげるなどの協力も不可欠です．

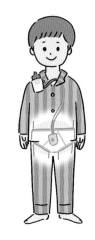

図　アラーム療法

文献

1）日本夜尿症学会 編：夜尿症診療ガイドライン 2021，診断と治療社，2021.

21 尿路感染症

　尿路（腎臓・尿管・膀胱・尿道）に細菌が感染することで，腎盂腎炎，膀胱炎，無症候性細菌尿などを発症します．これらを尿路感染症（urinary tract infection：UTI）と呼びます．1歳未満では男児に多く，それ以降の年齢では女児に多いのが特徴的です．UTIの症状は，年長児では感染部位により排尿時痛，頻尿，尿意切迫感，下腹部不快感，発熱，腰背部痛などがみられます．新生児，乳児では発熱のほか，不機嫌，哺乳不良，嘔吐など非特異的な症状があるため注意が必要です．尿培養，血液検査を行い，起炎菌を同定することが重要です．起炎菌は大腸菌（*Escherichia coli*）が大部分を占めるので，抗菌薬も感受性のあるものが選択されます．

処方薬

成分名	代表的な商品名	剤　形	小児薬用量
抗菌薬			
セファクロル	ケフラール	Cap 細	20 ～ 40 mg/kg/日
セフジトレン ピボキシル	メイアクト MS	錠 細	9 mg/kg/日*1
セフトリアキソンナトリウム水和物	ロセフィン	注	20 ～ 60 mg/kg/日*2
ドリペネム水和物	フィニバックス	注	60 mg/kg/日*3
発熱に対して			
アセトアミノフェン	カロナール	錠 細 S	10 ～ 15 mg/kg/回*4
	アンヒバ	坐	

＊1：成人での上限用量の1回200 mg（力価），1日3回（1日600 mg）を超えないこと．
＊2：難治性または重症感染症には，症状に応じて1日量を120 mg/kg（力価）まで増量し，2回に分けて静脈内注射または点滴静注する．
＊3：重症・難治性感染症には，1回40 mg/kg（力価）まで増量することができる．ただし，投与量の上限は1回1 g（力価）までとする．
＊4：投与間隔は4～6時間．1回あたりの最大用量は500 mg，1日あたりの最大用量は1,500 mg．

処方例（体重20 kgの場合）

経口抗菌薬
▶ ケフラール細粒小児用100 mg　600 mg/日　分3　毎食後　7日分
▶ メイアクト MS 小児用細粒10％　180 mg/日　分3　毎食後　5日分

経口薬で効果不十分なとき（外来対応可）
▶ ロセフィン静注用0.5 g　500 mg/回
　生理食塩液　50 mL　1日1回　30分以上かけて点滴静脈注射

> **発熱に対して**
> ▶ カロナール細粒 20%　200 mg/回　発熱時頓用　5 回分

抗菌薬

経口摂取ができ，全身状態が悪くなければ，経口抗菌薬を使います．膀胱炎などの下部 UTI では，3 〜 5 日間の投与となります．投与された抗菌薬の評価を行うため，次回の受診が決まっているかを確認しましょう．上部 UTI では，注射剤の投与後に経口抗菌薬に切り替えた場合，あわせて 14 日間の投与が推奨されています．

発熱を伴う 2 歳未満の患児や，腎盂腎炎など腎臓での炎症が疑われるときは，経静脈的に抗菌薬を投与します．静注用抗菌薬はおおむね 3 〜 5 日間投与され，症状の改善が認められたら経口抗菌薬に変更します．よく使用されているのはセフトリアキソンで，1 日 1 回の投与でよいため，通院での治療が可能となっています．また，腎機能が低下していても投与できるのも特徴です．ただし，カルシウムを含有する注射剤または輸液との配合により混濁などの変化が認められたとの報告があり，海外では死亡例もあることから，カルシウム含有の補液（リンゲル液，低張電解質液など）に配合してはいけません．

ESBL 産生菌に対する抗菌薬

また近年，問題となっているのは基質特異性拡張型 β ラクタマーゼ（ESBL）を産生する起炎菌による UTI です．ペニシリンやセフェム系抗菌薬に対して耐性をもちますが，カルバペネム系抗菌薬（ドリペネムなど）には感受性が保たれているので使われることがあります．投与回数が 1 日 3 回のため，原則入院での対応となります．また，カルバペネム系抗菌薬は，バルプロ酸ナトリウムと併用すると相互作用により血中バルプロ酸濃度を低下させるため併用禁忌となっています．てんかんの既往がある患児には，入院時に必ずお薬手帳を持参するように説明しましょう．

服薬指導・生活指導

服薬のサポート

尿路感染症で大切なことは再発を防ぐことです．そのためにも，処方された抗菌薬を飲み切ることが最も重要になります．セフェム系抗菌薬は比較的，服薬しにくいものが少なく，また嗜好品との相性も悪くはないので，服薬指導もしやすいと思います．

生活上の注意点

水分を十分に摂取して長時間尿を我慢せず，こまめに排尿することも重要です．また尿道口が大腸菌などで汚染されないように，女児は排便後に前から後ろに拭くように伝えるとよいでしょう．

22 結膜炎

結膜炎とは，アレルギーや細菌，ウイルスが原因となり，結膜に炎症が起こる疾患です．主に眼の充血と眼脂が主訴となりますが，眼がゴロゴロしたり，涙が増えることもあります．また発熱や咽頭痛など，眼以外の症状を伴うこともあります．

処方薬

成分名	代表的な商品名	剤 形	小児薬用量・用法
痒みに対して			
セチリジン塩酸塩	ジルテック	錠 DS	2〜7歳：5mg/日 7〜15歳：10mg/日
アレルギー性結膜炎に対して			
オロパタジン塩酸塩	パタノール	点	1日4回
細菌性結膜炎に対して			
トスフロキサシントシル酸塩水和物	オゼックス	点	1日3回
炎症に対して			
フルオロメトロン	フルメトロン	点	1日2〜4回

📋 **処方例**（4歳の場合）

アレルギー性結膜炎に対して
▶ パタノール点眼液0.1%　5mL　1回1滴　1日4回点眼
▶ フルメトロン点眼液0.02%　5mL
　　　　　　　　　　　　　　1回1滴　症状が強いとき（1日4回まで点眼可）

細菌性結膜炎に対して
▶ オゼックス点眼液0.3%　5mL　1回1滴　1日3回点眼

ウイルス性結膜炎に対して
▶ フルメトロン点眼液0.02%　5mL　1回1滴　1日3回点眼

治療薬

結膜炎では，点眼剤を中心とする対症療法が行われます．セチリジンなど第二世代抗ヒスタミン薬の多くは，年齢によって投与量が異なるので，適応となる年齢を確認しましょう（p.98 参照）．

アレルギー性結膜炎に対する処方

アレルギー性結膜炎では，眼の表面に花粉やハウスダストなどのアレルゲンが付着して炎症を起こします．治療は，抗アレルギー薬や副腎皮質ステロイドの点眼が中心となります．フルオロメトロンは水性懸濁点眼剤なので，よく振ってから使用すること，ほかの水性点眼剤と併用するときには，間隔を 5 分以上あけて最後に点眼することを説明します．

細菌性結膜炎に対する処方

肺炎球菌，黄色ブドウ球菌などが感染することで発症します．痒みや充血のほかに，黄緑色でドロっとした膿状の目脂が出るのも特徴です．対応としては抗菌薬の点眼剤が使用されます．

トスフロキサシンはニューキノロン系抗菌薬で，小児にも適応があるため，よく使われています．抵抗力が落ちている結膜に細菌が感染しないように，予防的に処方されることもあります．

ウイルス性結膜炎に対する処方

ウイルス感染が原因となります．アデノウイルスの感染による流行性角結膜炎や咽頭結膜熱（プール熱；p.93 参照）が有名です．発熱，咽頭痛などを伴い，はやり目の症状としては，充血，目脂や涙が多く出ます．アデノウイルスに対して有効な抗ウイルス薬はありませんので，副腎皮質ステロイドの点眼による対症療法が基本となります．

服薬指導・生活指導

点眼のポイント

確実に点眼できるように，患者用指導箋などを利用して点眼の方法を説明します．点眼の前後には必ず手を洗うように指導しましょう．目薬の容器の先端がまつげに触れてしまうと，点眼剤が汚染されてしまいます（p.62 参照）．また，患児が泣いているときは，点眼してもウォッシュアウトされてしまうので，泣きやむまで待ちます．

生活上の注意点

アレルギー性結膜炎の場合，当たり前のことですが，アレルゲンに触れないように

することがポイントとなります．外から帰ってきたら手洗い，うがい，洗顔をさせること，こまめに掃除することなどがあげられます．

周囲の感染予防

　ウイルス性結膜炎，細菌性結膜炎については，眼をこすったり，触ったりしないことも重要です．結膜炎の眼に触れた手で物を触ると，そこが感染源になることになります．また，タオルの共有も避けるべきです．流行性角結膜炎（はやり目），咽頭結膜熱（プール熱）は登校停止となる感染症のため，家で看病することとなります．その際には家庭内感染を防ぐための具体的なアドバイスも行いましょう．例えば，アデノウイルスはエンベロープをもたないため，消毒用エタノールが効きにくいウイルスです．手洗いをしっかりすること，目脂を拭いたティッシュなどの廃棄物はすぐにゴミ袋に入れて漏れ出てこないようにすること，使用後のタオルは熱湯で消毒するなどが感染防止のために有効です．

23 麦粒腫（ものもらい）・霰粒腫

　麦粒腫（ものもらい）は，まぶたの内側や縁，まつ毛の毛根に黄色ブドウ球菌をはじめとする細菌が感染して起こります．眼を乾燥から守るマイボーム腺に感染して発症したものを内麦粒腫，まつ毛の毛根に感染したものを外麦粒腫と呼んでいます．腫脹，疼痛が主訴で，QOL 低下の一因となります．霰粒腫は，何らかの理由でマイボーム腺の出口が詰まることで発症します．通常はしこりを感じるなどの違和感のみですが，細菌が感染すると赤く腫れて，痛みを伴います．

処方薬

成分名	代表的な商品名	剤 形	小児薬用量・用法
抗菌薬			
トスフロキサシントシル酸塩水和物	オゼックス	点	1 日 3 回
切開した場合			
オフロキサシン	タリビッド	眼軟膏	1 日 3 回
セファクロル	ケフラール	Cap 細	20 ～ 40 mg/kg/日

処方例（体重 15 kg の場合）

▶ オゼックス点眼液 0.3%　5 mL　1 回 1 滴　1 日 3 回点眼

切開した場合
▶ ケフラール細粒小児用 100 mg　450 mg/日　分 3　毎食後
▶ タリビッド眼軟膏 0.3%　3.5 g　1 日 3 回　患部に塗布

抗菌薬

麦粒腫や細菌感染による霰粒腫（急性霰粒腫）には，抗菌点眼剤が使われます．

切開した場合

症状がよくない場合には外科的処置も行い，併せて経口抗菌薬やオフロキサシン眼軟膏が処方されることもあります．第一世代セフェム系抗菌薬は，黄色ブドウ球菌（MRSA を除く），レンサ球菌，肺炎桿菌によい抗菌力を示します．そのため，現在でもセファクロルやセファレキシンはよく使われています．

服薬指導・生活指導

点眼のポイント

外用剤ですので，しっかりと手洗いしてから点眼します．泣いているときはウォッシュアウトされてしまうので，泣きやむまで待ちます．どうしても嫌がる場合は，寝ている間に点眼する方法もあります．

眼軟膏のポイント

眼軟膏は切開した部分に塗布します．塗る際は，チューブから直接点入する以外に，清潔な綿棒を使っても構いません．眼軟膏が処方されると戸惑う看護者もいますが，眼に入っても問題ないように作られている薬であること，入ってもすぐに吸収されることを説明して安心してもらうようにしましょう．

生活上の注意点

患部に触れると，治りが遅くなったり，完治しても再発する場合があります．こまめに手を洗い，患部を不必要に触らないように指導しておくことも重要です．

眼帯は細菌が繁殖しやすくなるため，基本的には着用しないことが多いです．

24 急性中耳炎

　中耳炎はおおまかに急性中耳炎と慢性中耳炎に分けられ，なかでも小児に多いのは，急性中耳炎です．急性中耳炎とは中耳の感染症で，ウイルスや細菌が耳管を通じて中耳に炎症を起こし，耳痛，発熱，耳漏を伴います．好発年齢は6ヵ月から6歳で，成人に比べ耳管が短く，太く，角度が水平のため，細菌の侵入が容易であり発症しやすくなっていると考えられています．RSウイルスなどウイルス感染でもみられますが，細菌感染の場合，インフルエンザ菌，肺炎球菌，モクラセラ・カタラーリスによるものが70%を占め，三大原因菌とされています．

処方薬

成分名	商品名	剤 形	小児薬用量
抗菌薬			
クラブラン酸カリウム・アモキシシリン水和物	クラバモックス	DS	96.4 mg/kg/日^{*1}
アモキシシリン水和物	サワシリン	錠 Cap 細	20〜40 mg/kg/日^{*2}
セフジトレン ピボキシル	メイアクトMS	錠 細	9 mg/kg/日^{*3}
テビペネム ピボキシル	オラペネム	細	8 mg/kg/日^{*4}
トスフロキサシントシル酸塩水和物	オゼックス	錠 細	12 mg/kg/日^{*5}
鼻の症状に対して			
L-カルボシステイン	ムコダイン	錠 DS S	30 mg/kg/日
発熱・耳痛に対して			
アセトアミノフェン	カロナール	錠 細 S	10〜15 mg/kg/回^{*6}
	アンヒバ	坐	

＊1：クラブラン酸カリウムとして6.4 mg/kg/日，アモキシシリン水和物として90 mg/kg/日．12時間ごとに食直前投与．体重40kg以上の小児への推奨用量は確立していない．
＊2：最大90 mg/kg/日を超えない． 　＊3：最大18 mg/kg/日（分3），600 mg/日を超えない．
＊4：投与期間は，7日間以内を目安．最大12 mg/kg/日． 　＊5：180 mg/回，360 mg/日を超えない．
＊6：投与間隔は4〜6時間．1回あたりの最大用量は500 mg，1日あたりの最大用量は1,500 mg．

処方例（体重15kgの場合）

鼻の症状に対して
▶ ムコダインDS 50%　450 mg/日　分3　毎食後　7日分

発熱・耳痛に対して

▶ カロナール細粒 20%　150mg/回　発熱・疼痛時頓用　5回分

治療薬の選択

　治療は,『小児急性中耳炎診療ガイドライン』[1]に基づいて症状と所見をスコアリングし,軽症,中等症,重症に分けて行われます. 抗菌薬では,ペニシリン製剤が基本となり,特にクラブラン酸カリウム・アモキシシリン水和物は,βラクタマーゼ産生耐性菌にも抗菌作用があります. 症状が進行した場合には,鼓膜切開とともにペニシリン製剤のほか,セフジトレン ピボキシルやトスフロキサシン,テビペネム ピボキシルが選択される場合もあります.

　中耳炎は,鼻閉や鼻汁などで悪化することもあるため,カルボシステインが処方されます. また,プランルカストを併用すると鼓膜所見の遷延化を優位に抑制したり,鼻症状や咳の改善にも効果があったとの報告があり,適用外で処方される場合もあります[2].

服薬指導・生活指導

治療継続のサポート

　急性中耳炎の治療を途中でやめてしまうと,聴こえが悪くなる滲出性中耳炎に移行してしまうことがあるため,薬局でも通院と服薬の重要性を説明し,治療を継続できるようにサポートしましょう.

　抗菌薬は指示された内容どおりに飲み切ることが基本となります. 比較的,服用しやすい製剤が多いので,飲ませやすいのではないでしょうか. ペニシリン系抗菌薬は下痢になりやすい傾向にあるので,整腸薬が処方されていない場合には,必要であれば疑義照会を行い追加処方してもらいましょう. 酪酸菌製剤のミヤBMは,抗菌薬にも抵抗性を示すので,耐性乳酸菌製剤の代わりになります. また,ピボキシル基を含む抗菌薬には,低カルニチン血症による低血糖が発症することがあります（p.115参照）. けいれん・振戦症状（ピクつき,四肢の硬直含む）を,覚えておく必要があります.

痛みに対するケア

　急性中耳炎は痛みを伴うので,アセトアミノフェンの頓用とともに痛がっている耳を冷やしてあげることも効果があります. 冷やすことで,痛みを取るというよりは気持ちよくなって眠れるというメリットもあるようです.

文献 ───
　1）日本耳科学会ほか編：小児急性中耳炎診療ガイドライン 2018年版 第4版, 金原出版, 2018.
　2）濱島有喜ほか：急性中耳炎におけるプランルカストの併用. 日耳鼻感染症研会誌, 28：242, 2010.

外耳炎

耳の入り口から鼓膜までの外耳道に炎症が起こります．耳かきや綿棒の使用や，ひっかくことで外耳道に傷がついて感染を起こし，痒み，痛みや耳だれを伴います．細菌感染が多いですが，真菌が原因となる場合もあります（外耳道真菌症）．

処方薬

成分名	代表的な商品名	剤 形	小児薬用量・用法
炎症に対して			
ベタメタゾン吉草酸エステル・ゲンタマイシン硫酸塩	リンデロン-VG	軟 C L	1日1〜数回
カビに対して			
ミコナゾール硝酸塩	フロリード D	C	1日2〜3回
痒みに対して			
メキタジン	ニポラジン	錠 細 S	0.06 mg/kg/日*

＊：低出生体重児，新生児（使用経験がない）および乳児（使用経験が少ない）に対する安全性は確立していない．

> **処方例**（体重 10 kg の場合）
>
> **炎症に対して**
> ▶ リンデロン -VG 軟膏 0.12%　5g　1日2回　患部に綿棒で塗布
>
> **真菌が原因の場合**
> ▶ フロリード D クリーム 1%　10g　1日2回　患部に綿棒で塗布
>
> **痒みに対して**
> ▶ ニポラジン小児用細粒 0.6%　0.6 mg/日　分2　朝夕食後　5日分

治 療

基本的には外用剤（綿棒を使って塗布）での治療となりますが，痒みが強いときには抗ヒスタミン薬が処方されることがあります．副作用として眠気が出ることもあります．

炎症部分を刺激すると悪化するので，痛みや痒みがあるときの耳掃除はやめましょう．耳鼻科で耳掃除を実施してもらうとよいです．

26 アレルギー性鼻炎

　アレルギー性鼻炎とは，アレルゲンが鼻粘膜から侵入して免疫反応を起こし，鼻汁，鼻閉，くしゃみなどの症状を認める病気です．アレルゲンによって季節性アレルギー性鼻炎，通年性アレルギー性鼻炎に分類されます．季節性アレルギー性鼻炎は花粉症ともよばれ，地域により差がありますが，春はスギ・ヒノキ花粉，初夏はイネ科花粉，秋はブタクサ花粉が原因となります．通年性アレルギー性鼻炎では，ダニやハウスダストが原因となります．

処方薬

成分名	代表的な商品名	剤 形	小児薬用量・用法
鼻汁・鼻閉に対して			
レボセチリジン塩酸塩	ザイザル	錠 S	6カ月〜1歳：1.25mg/日 1〜7歳：2.5mg/日 7〜15歳未満：5mg/日
鼻閉に対して			
L-カルボシステイン	ムコダイン	錠 DS S	30mg/kg/日
アンブロキソール塩酸塩	ムコソルバン	錠 DS S	0.9mg/kg/日
眼の痒みに対して			
オロパタジン塩酸塩	パタノール	眼	1日4回
眼の炎症に対して			
フルオロメトロン	フルメトロン	眼	1日2〜4回
鼻の症状に対して			
モメタゾンフランカルボン酸エステル水和物	ナゾネックス	鼻	12歳未満：各鼻腔に1噴霧ずつ 12歳以上：各鼻腔に2噴霧ずつ
鼻閉がひどいとき			
トラマゾリン塩酸塩	トラマゾリン*1	鼻	生理食塩液，精製水で2倍に希釈（頓用）
アレルゲン免疫療法薬			
スギ花粉エキス	シダキュア*2	舌下錠	開始〜1週間：2,000JAU/日 2週目以降：5,000JAU/日
コナヒョウヒダニ抽出エキス ヤケヒョウヒダニ抽出エキス	ミティキュア*2	舌下錠	開始〜1週間：3,300JAU/日 2週目以降：10,000JAU/日

＊1：乳児および2歳未満の幼児には投与しないこと．2歳以上の幼児，小児には過量投与により，発汗，徐脈などの全身症状があらわれやすいので使用しないことが望ましい．
＊2：低出生体重児，新生児，乳児または5歳未満の幼児に対する安全性は確立していない（使用経験がない）．

> **📋 処方例**（3歳の場合）
>
> **鼻汁・鼻閉に対して**
> ▶ ザイザルシロップ 0.05%　2.5 mg/日　分2　朝食後・就寝前　14日分
>
> **鼻閉に対して**
> ▶ 小児用ムコソルバン DS 1.5%　15 mg/日　分3　毎食後　14日分
> ▶ ムコダイン DS 50%　450 mg/日　分3　毎食後　14日分
>
> **眼の痒みに対して**
> ▶ パタノール点眼液 0.1%　5 mL　1回1滴　1日4回
> ▶ フルメトロン点眼液 0.02%　5 mL　1回1滴　症状が強いとき（1日4回まで）
>
> **鼻の症状に対して**
> ▶ ナゾネックス点鼻液 50 μg 56 噴霧用　1瓶　1日1回　各鼻腔に1噴霧ずつ点鼻
>
> **鼻閉がひどいとき**
> ▶ トラマゾリン点鼻液 0.118%　3 mL
> 　注射用水　3 mL　　　　　　　　　　鼻閉時に1噴霧点鼻

第二世代抗ヒスタミン薬

　　　レボセチリジンなどの第二世代抗ヒスタミン薬は血液脳関門を通りにくいので，眠気が少ない非鎮静性の抗ヒスタミン薬に分類されており，処方の中心となっています．

鼻閉に対する処方

　　　アレルギー性鼻炎に適応はありませんが，気道粘液調整・粘膜正常化薬のカルボシステインや気道潤滑去痰薬のアンブロキソールが使われることがあります（カルボシステインと併用することもあります）．

点眼剤・点鼻剤

　　　眼や鼻の局所症状に対しては，点眼剤や点鼻剤が使用されます．オロパタジン点眼液は刺激感も少なく，メディエータ遊離抑制作用とヒスタミン H_1 受容体拮抗作用を併せもち，1歳からの使用例もあることからよく使われます．それでも痒みや充血がひどいときは，抗炎症ステロイド水性懸濁点眼剤を併用します．長期に使用すると，ステロイド白内障を発症するリスクがあるため，症状が強いときのみの使用にとどめます．水性懸濁点眼剤は，よく振ってから使用すること，ほかの水性点眼剤と併用するときは，間隔を5分以上あけて最後に点眼するように指導します．
　　　副腎皮質ステロイドの点鼻薬は，アレルギーの即時相反応であるくしゃみ，鼻水だ

けでなく，遅発相反応である鼻閉に対しても効果があります．局所的に作用するので，副作用もほとんどないといってよいでしょう．

血管収縮薬

血管収縮薬であるトラマゾリンは，鼻閉に対して効果を発揮します．ただ，頻回使用により反応性の低下や局所粘膜の二次充血が起こり，症状がかえってひどくなる（反跳性鼻閉）ことがあるので，主には頓用で使われています．また，小児患者に使用する際は，精製水や生理食塩液で倍量に希釈が必要なため，原液のまま使用するような処方箋を受け付けたときは，疑義照会をしたほうがよいでしょう．

舌下免疫療法

アレルゲンを少しずつ体内に吸収させることで，アレルギー反応を弱めていく治療法を，アレルゲン免疫療法（減感作療法）といいます．舌下免疫療法はその仲間で，スギ花粉症とダニアレルギー性鼻炎が適応となり，これらの完治が期待できる治療法です．

小児の場合は，5歳以上で適切に舌下投与できると判断された場合にのみ投与することができます．ただし，口腔内の状態によっては，薬剤の吸収に影響を与えるおそれがあるため，注意が必要です．毎日の服用となるため，看護者に対して正しい投与方法を説明することも重要です．

スギ花粉症を例にあげて解説すると，確定診断された患者の舌下からスギ花粉エキス（舌下錠）を吸収させます．少量から開始して，その後，一定量を3年間投与します．

📋 処方例

スギ花粉症
▶ シダキュアスギ花粉舌下錠　1日1回　舌下に投与

投与開始後1週間，2,000JAU錠を1錠

投与2週目以降，5,000JAU錠を1錠

ダニアレルギー性鼻炎
▶ ミティキュアダニ舌下錠　1日1回　舌下に投与

投与開始後1週間，3,300JAU錠を1錠

投与2週目以降，10,000JAU錠を1錠

導入時（初回投与）は，アナフィラキシーが起こることがあるので，必ず医師の監督下で行います．また，スギ花粉飛散時期には，アレルゲンに対して過敏になっている可能性があるので，新たに導入することはできません．

服薬指導・生活指導

副作用への対応

抗ヒスタミン薬は，たとえ眠気を感じなくてもインペアード・パフォーマンスと呼ばれる集中力，判断力や作業能率の低下を起こす薬剤もあります．学校に通っている年齢の患児では，服薬によって学習効率が低下することがあります．

点眼剤・点鼻剤の使い方

点眼剤，点鼻剤を使用する際には，当たり前のことですが，手洗いをしてから行うように説明します．

点眼のポイント
- 容器の先端がまつ毛に付かないように点眼する．
- 点眼は1滴でよい（結膜嚢に入る量は0.023mL，1滴は約0.03～0.05mL）．
- 2種類の点眼剤を使用するときは5分以上間隔をあける．
- 水性点眼剤→懸濁性点眼剤の順で点眼する．

点鼻のポイント
- 軽く鼻をかんでから投与する（強くかむ必要はありません）．
- 必ず指定された回数の空噴霧を行う．
- ノズルの先端に針などで穴をあけないようにする．
  ※穴をあけてしまうと正確な薬液量が噴霧できなくなるため．
- 患児の頭を後ろに傾け，口で息をしてもらいながら，点鼻する．
- 点鼻後は，しばらくは鼻をかまない．
- ノズルの部分は清潔に保つ．

生活上の注意点

アレルゲンに触れないようにすることがポイントとなります．アレルゲンを除去するため，帰宅後は手洗い，うがい，洗顔をさせること，こまめに家の中を掃除することなどが重要となります．

アレルギーを引き起こす植物

スギやヒノキ，ブタクサの花粉が有名ですが，イネ科の植物であるカモガヤで発症する場合もあります（**図**）．近年，増えてきているのがカモガヤによるアレルギーで，公園で遊んでいると眼が痒くなったり，くしゃみが出たりすることで知られるようになりました．

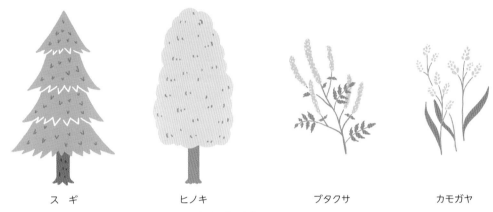

| スギ | ヒノキ | ブタクサ | カモガヤ |

図　アレルギー性鼻炎の原因となる植物（一例）

27 鼻副鼻腔炎

　鼻腔の周囲には前頭洞，篩骨洞，上顎洞，蝶形骨洞という左右対になっている空洞があり，その空洞が副鼻腔です．副鼻腔はすべて鼻腔とつながっています．正常な場合は空洞ですが，細菌やウイルスに感染して炎症が起こると，やがて副鼻腔内に膿が溜まり，鼻閉や鼻漏，頭痛などの症状を引き起こします．発症から1ヵ月以内に症状が治まる急性鼻副鼻腔炎と，3ヵ月以上も症状が続く慢性鼻副鼻腔炎（いわゆる蓄膿症）に分かれます．かぜ症候群やアレルギー性鼻炎と異なる点として，くしゃみや痒みが出ない，鼻水の性状（粘度が高く，白いもしくはにおいのある鼻水）などがあります[1]．

処方薬

一般名	商品名	剤形	小児薬用量
抗菌薬			
クラブラン酸カリウム・アモキシシリン水和物	クラバモックス	DS	96.4 mg/kg/日[*1]
アモキシシリン水和物	サワシリン	錠 Cap 細	20〜40 mg/kg/日[*2]
セフジトレン ピボキシル	メイアクトMS	錠 細	9 mg/kg/日[*3]
テビペネム ピボキシル	オラペネム	細	8 mg/kg/日[*4]
鼻閉に対して			
L-カルボシステイン	ムコダイン	錠 DS S	30 mg/kg/日
発熱，疼痛に対して			
アセトアミノフェン	カロナール	錠 細 S	10〜15 mg/kg/回[*5]
	アンヒバ	坐	
マクロライド少量長期投与			
クラリスロマイシン	クラリス	錠 DS	5〜10 mg/kg/日[*6]
ネブライザー療法			
セフメノキシム塩酸塩	ベストロン	耳鼻科用	10 mg/mL から1mL（製剤量）
ナファゾリン硝酸塩	プリビナ	鼻	1 mL（製剤量）
デキサメタゾンリン酸エステルナトリウム	オルガドロン	眼 耳 鼻	0.3 mL（製剤量）

＊1：クラブラン酸カリウムとして 6.4 mg/kg/日，アモキシシリン水和物として 90 mg/kg/日．12時間毎に食直前投与．体重40 kg以上の小児への推奨用量は確立していない．
＊2：最大 90 mg/kg/日を超えない．　　　　　＊3：最大 18 mg/kg/日（分3），600 mg/日を超えない．
＊4：投与期間は，7日間以内を目安．最大 12 mg/kg/日（分2）．
＊5：投与間隔は4〜6時間．1回あたりの最大用量は 500 mg，1日あたりの最大用量は 1,500 mg．
＊6：成人量を超えない．

> **処方例**（体重 15 kg の場合）
>
> **鼻閉に対して**
> ▶ ムコダイン DS 50%　450 mg/日　分 3　毎食後　5 日分
>
> **発熱，疼痛に対して**
> ▶ カロナール細粒 20%　150 mg/回　発熱・疼痛時頓用　5 回分
>
> **マクロライド少量長期投与**
> ▶ クラリスドライシロップ 10% 小児用　5 〜 10 mg/kg/日　分 1　朝食後　14 日分
>
> **ネブライザー療法**
> ▶ ベストロン耳鼻科用 1%　10 mg/mL の溶解液として　1 mL
> 　プリビナ液 0.05%　1 mL
> 　オルガドロン点眼・点耳・点鼻液 0.1%　0.3 mL
> 　　　　　　　　　　　　　　　混合して 1 日 1 回ネブライザーにて鼻から吸入

治療薬の選択

　急性鼻副鼻腔炎の発端となる起炎微生物は，多くがウイルスですが，数日後には細菌感染に移行する場合があるため，抗菌薬の投与が検討されます．主要起炎菌はインフルエンザ菌，肺炎球菌が多く，次いでモラクセラ・カタラーリスとなっています．一覧表に示す抗菌薬が用いられ，抗菌薬のほかには，気道粘液調整・粘膜正常化薬のカルボシステインや解熱鎮痛薬のアセトアミノフェンも使用されます．

　慢性鼻副鼻腔炎の場合には，マクロライド少量長期投与とネブライザー療法が中心となります．成長過程のため，手術療法は原則行いません．

抗菌薬

　第一選択薬は，ペニシリン系抗菌薬のアモキシシリンとなります．薬剤耐性菌が疑われる場合や中等症以上の例では，βラクタマーゼ産生耐性菌にも抗菌作用あるアモキシシリン〔クラブラン酸カリウム・アモキシシリン（1：14）製剤を含む〕を高用量で投与します．臨床効果と起炎菌から効果が認められない場合には，高用量のセフェム系抗菌薬（セフジトレン ピボキシルなど）が選択されます[2]．

マクロライド少量長期投与

　マクロライド少量長期投与とは，マクロライド系抗菌薬（主にクラリスロマイシン）を通常の半分量で 2 〜 3 ヵ月間（長い人では 6 ヵ月間），服用するものです．マクロライド系の抗菌作用というよりは，抗炎症作用，免疫系への作用，細菌のバイオフォルム形成や付着抑制作用を期待して投与されます．小児の場合では，滲出性中耳炎でも長期投与が行われます．

ネブライザー療法

　　自宅でネブライザー療法を行える環境があれば，薬液が処方されることがありますが，通常は通院時に行います．様々な処方がありますが，その一例を処方例に示します．

服薬指導・生活指導

療養中の注意点

　　通院での鼻処置，鼻汁吸引，鼻洗浄を頻回に行うことで重症化を防ぐことができます．服薬の重要性の説明はもちろんのこと，次回の受診日や自宅でのケアについても確認しておきましょう．

　　通常のかぜ症候群だとしても，鼻副鼻腔炎は悪化しやすく，急性中耳炎が併発することもあります．早めの受診が重要であることには変わらないので，服薬指導の際に鼻水の性状（色や粘性），耳を触るようなしぐさの有無など具体的な変化も伝えておく必要があります．

抗菌薬の服薬指導

　　高用量の抗菌薬を使用すると，軟便傾向になります．整腸薬の処方が出ていないようであれば，看護者へ説明のうえ，状況に応じて追加処方を依頼します．

　　クラバモックスのドライシロップは，そのまま服用するとむせやすいので，水に溶かしてから服用するように指導します．その場で服用する場合は，水剤ボトルを使って実際に１回分を調製しているところを見てもらうとよいでしょう．

文献 ————

1）厚生労働省健康局結核感染症課：抗微生物薬適正使用の手引き 第二版，p.8，2019.

2）日本鼻科学会編：急性鼻副鼻腔炎診療ガイドライン 2010 年版．日鼻科会誌，49：143-247，2010.

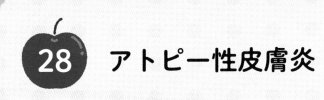

アトピー性皮膚炎

アトピー性皮膚炎とは，増悪・寛解を繰り返し，瘙痒を伴う湿疹が現れる皮膚疾患です．患者の多くはアトピー素因*をもっています．炎症による瘙痒から肌をかき壊してしまい，皮膚のバリアが障害されるという悪循環が繰り返されるため，治療が困難となります．

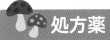

●代表的な副腎皮質ステロイド外用剤

成分名	代表的な商品名	剤 形	用 法
ストロンゲスト			
クロベタゾールプロピオン酸エステル	デルモベート	軟 C ほか	1日1〜数回
ベリーストロング			
モメタゾンフランカルボン酸エステル	フルメタ	軟 C L	1日1〜数回
ベタメタゾン酪酸エステルプロピオン酸エステル	アンテベート	軟 C L	1日1〜数回
ベタメタゾンジプロピオン酸エステル	リンデロン-DP	軟 C ほか	1日1〜数回
★ジフルプレドナート	マイザー	軟 C	1日1〜数回
ジフルコルトロン吉草酸エステル	ネリゾナ	軟 C ほか	1日1〜3回
ストロング			
ベタメタゾン吉草酸エステル	リンデロン-V	軟 C L	1日1〜数回
ミディアム			
★プレドニゾロン吉草酸エステル酢酸エステル	リドメックス	軟 C L	1日1〜数回
アルクロメタゾンプロピオン酸エステル	アルメタ	軟	1日1〜数回
クロベタゾン酪酸エステル	キンダベート	軟	1日1〜数回
★ヒドロコルチゾン酪酸エステル	ロコイド	軟 C	1日1〜数回
ウィーク			
プレドニゾロン	プレドニゾロン	軟 C	1日1〜数回

★：アンテドラッグステロイド

---

*：気管支喘息，アレルギー性鼻炎・結膜炎，アトピー性皮膚炎の家族歴もしくは既往歴をもつか，IgE 抗体を産生しやすいこと

●副腎皮質ステロイド外用剤以外の治療薬

成分名	代表的な商品名	剤　形	小児薬用量・用法
痒みに対して			
フェキソフェナジン塩酸塩	フェキソフェナジン塩酸塩「トーワ」[*1]	錠 DS	6 ヵ月〜2 歳：30 mg/日 2〜12 歳：60 mg/日 12 歳以上：120 mg/日
レボセチリジン塩酸塩	ザイザル	錠 S	6 ヵ月〜1 歳：1.25 mg/日 1〜7 歳：2.5 mg/日 7〜15 歳：5 mg/日
寛解導入療法として			
ベタメタゾン	リンデロン	錠 散 S	0.15〜4 mg/日
保湿薬			
ヘパリン類似物質	ヒルドイド	軟 C L ほか	1 日 1〜数回
白色ワセリン	プロペト	軟	1 日数回
免疫抑制剤			
タクロリムス水和物	プロトピック	軟	1 日 1〜2 回
外用 JAK 阻害薬			
デルゴシチニブ	コレクチム[*2]	軟	1 日 2 回

＊1：低出生体重児，新生児または 6 ヵ月未満の乳児に対する安全性は確立していない（使用経験がない）．
＊2：小児に 0.5％製剤を使用し症状が改善した場合は，0.25％製剤への変更を検討すること．

治療薬の選択

　　炎症を抑える目的で，副腎皮質ステロイドの外用剤が使われます．さまざまな種類の製剤があるため，血管収縮させる能力によるランク付けがなされています．

　　重症のアトピー性皮膚炎の場合，ベリーストロングまたはストロングクラス，中等症では，ストロングまたはミディアムクラスが第一選択となります．軽症もしくは，症状が軽微な状態でも炎症があればミディアムクラス以下のものが使用されます．

　　症状が改善したら一段階下のランクに，逆に悪化した場合は一段階上のランクに変更することを繰り返して症状を安定させます．ストロンゲストクラスは，小児のアトピー性皮膚炎では，まず使用されません．

　　副腎皮質ステロイド外用剤以外では，保湿薬や第二世代抗ヒスタミン薬のほか，症状が増悪したときには副腎皮質ステロイドの内服薬が使用されることもあります．

アンテドラッグステロイド

　　副腎皮質ステロイド薬のなかには，アンテドラッグステロイドと呼ばれる薬剤があります．アンテドラッグステロイドは，ステロイド構造の中に代謝されやすい部位を導入し，その部位を修飾することにより，局所の臓器滞留性と薬効増大，および副腎分泌機能低下や免疫抑制作用などの全身性副作用の軽減が図られ，有効性・安全性が期待できるものです．

免疫抑制薬

タクロリムスは，皮疹部から表皮内に移行し，サイトカインの産生を抑制することで抗炎症作用を示します．その効果は，ストロングからミディアムクラスの副腎皮質ステロイド外用剤に相当します．また，タクロリムスは分子量が 804 と大きいため，拡散性が低下することから，正常な皮膚ではほとんど吸収されないことも特徴です．

2 歳以上であれば，小児用の 0.03% 製剤の使用が可能です．使用初期には一過性の皮膚刺激感（灼熱感，ほてり感，疼痛，瘙痒感など）が高頻度にみられますが，通常は皮疹の改善とともに落ち着きます．使用を継続できるよう，患児や看護者への十分なサポートを行うことが必要です．

外用 JAK 阻害薬

2020 年 6 月に上市されたデルゴシチニブ軟膏は，細胞内の免疫活性化シグナル伝達に重要な役割を果たすヤヌスキナーゼ（JAK）の働きを阻害し，免疫反応の過剰な活性化を抑制することで，抗炎症作用および抗瘙痒作用によるアトピー性皮膚炎の皮疹に対する改善作用を示します．2023 年 1 月からは，6 ヵ月以上の小児にも使用できるようになりました．タクロリムス軟膏と比べて，皮膚の刺激感が少なく，52 週間反復塗布した長期の安全性も確認されています．

リアクティブ療法・プロアクティブ療法

リアクティブ療法は，症状が発現したときに外用剤を用いて炎症をコントロールする治療です（図 **a**）[1]．対して，プロアクティブ療法は，寛解しているときから予防的に副腎皮質ステロイド外用剤やタクロリムス軟膏を間欠的に塗布し，皮膚バリア機能と水分保持のために保湿薬を連日塗布する治療です（図 **b**）[1]．

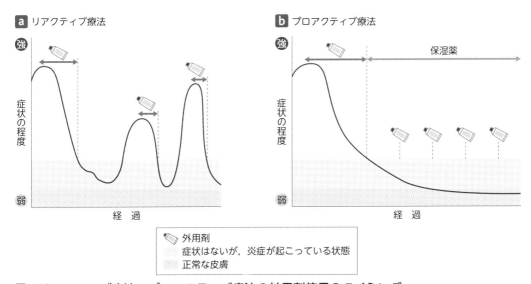

図　リアクティブ療法・プロアクティブ療法の外用剤使用のタイミング　　（文献 1 より作成）

　外用剤と保湿薬により皮膚の状態が改善すると，アトピー性皮膚炎の症状が消失したように見えますが，実は皮膚の内側にはまだくすぶっている炎症が存在しています．リアクティブ療法で炎症を十分に改善後，寛解維持の目的でプロアクティブ療法を行うことで，副腎皮質ステロイド外用剤，タクロリムス軟膏の使用を最小量にとどめて，よい皮膚の状態の維持を目指します．プロアクティブ療法は，比較的新しい治療概念ですが，近年は皮膚科外来の処方でも見かけるようになりました．

保湿薬

　保護を目的としたワセリンと，保湿を目的としたヘパリン類似物質があります．ヘパリン類似物質製剤にはさまざまな剤形があるので，季節によって使い分けが可能です．例えば，夏は泡状のフォーム剤やスプレー剤などべたつきの少ないものが好まれます．
　塗るタイミングは，入浴後すぐ（遅くても10分以内）が効果的です．入浴により皮膚の水分量が一時的に増加しますが，入浴後すぐに水分の蒸散が始まり，10分を過ぎると入浴前の水分量と同程度になることがわかっています[2]．

📋 処方例

▶ ヒルドイドソフト軟膏0.3%　100g　1日3〜4回塗布　カサカサしたところ
▶ プロペト　100g　1日3〜4回塗布　カサカサしたところ

痒みに対する処方

　痒みはQOLを低下させる自覚症状の一つであり，アトピー性皮膚炎の疾患の定義にも含まれている重要な症候です．抗ヒスタミン薬の内服で痒みを抑えることは，かき壊しによる症状の増悪や感染の予防にもつながり，治療の補助的な役割を果たしています．抗コリン作用や鎮静作用が比較的強い第一世代と，抗コリン作用の少ない第二世代で，治療効果に差はありませんが，眠気などの副作用を考慮して第二世代抗ヒスタミン薬が選択されることが多いです．

📋 処方例（5歳の場合）

▶ フェキソフェナジン塩酸塩DS5%「トーワ」　60mg/日　分2　朝夕食後　14日分
▶ ザイザルシロップ0.05%　5mL/日（製剤量）　分2　朝食後・就寝前　14日分

症状が強いとき

　副腎皮質ステロイドの内服薬は，アトピー性皮膚炎の急性増悪や重症・最重症の寛解導入に用いられることがあります．使用可能な薬剤に，デキサメタゾン，ベタメタゾン，プレドニゾロンがあり，剤形には錠剤，散剤，エリキシル剤，シロップ剤があります．いずれの薬剤の添付文書にもアトピー性皮膚炎への適応は記載されていますが，重症例以外では極力使用しないこととされています．

処方例（体重 10 kg の場合）

▶ リンデロンシロップ 0.01%　5 mL/日（製剤量）　分 2　朝食後・就寝前　3 日分

服薬指導・生活指導

外用剤使用のポイント

　　外用剤の塗り方の基本は，フィンガーチップユニット（FTU）法です．1FTU（0.5 g）で，小児の顔面全体に塗布可能な量だと考えられています（p.60 参照）．

　　医師から塗り方や塗る場所の指導を受けていたり，資料をもらっていたりする場合もあるので，診察の際どのような説明を受けたかを聞いてみるのも参考になります．

生活上の注意点

　　日常生活のなかにも，アトピー性皮膚炎の悪化を招く因子が多数存在するので，外界のアレルゲン除去の対策を行うことが重要です．

　　皮膚を清潔に保つためには，入浴の際の洗い方もポイントになります．皮膚に付着した汚れやアレルゲンをよく洗い流そうとして，スポンジやナイロン製のタオルでゴシゴシと洗ってしまうと，かえって皮膚のバリア機能を傷つける可能性があります．必ず石けんを十分に泡立ててから，皮膚を優しくなでるように洗い，石けんが残らないようにしっかり洗い流すことが基本となります．入浴後には，保湿薬を塗ります．塗り忘れがあるようなら，チェック表などを使うといいかもしれません．皮膚の清潔と，保湿薬の塗布が小児アトピー性皮膚炎の寛解導入にもつながるのではないでしょうか．

　　また，汗はアトピー性皮膚炎の悪化因子との見方もありますが，「汗をかくこと（発汗）」と「汗をかいたあと」を区別して考えましょう．汗をかいたあとに拭かずにいると，痒みを誘発する可能性があります．汗をかくこと自体が問題ではないため，発汗を制限するのではなく，汗をかいたあとは放置せずに洗い流すように説明します．

　　口唇の周りに付着した唾液や食べカスなどにも，アレルゲンになるものが含まれるため，汚れていたら，濡れた柔らかいガーゼなどで拭き取るようにしましょう．

アトピー性皮膚炎の治療の主体は，何といっても外用剤です．薬剤師は外用剤の性質を熟知している必要があります．そして，その知識を伝えることは患児の治療アドヒアランスの向上にきっと役に立つはずです．

文献 ————

1）日本皮膚科学会ほか：アトピー性皮膚炎診療ガイドライン 2021．日皮会誌：131, 2691-2777, 2021.

2）早坂信哉ほか：入浴後皮膚乾燥と入浴中塗布化粧品の保湿効果．日健開発誌，39：1-5, 2018.

29 乳児湿疹・乳児脂漏性湿疹

乳児湿疹とは，生後 2 週〜 2 ヵ月頃にさまざまな原因で生じる湿疹のことで，顔，首，頭皮を中心に赤くプツプツしたもの，かさぶたやフケのようなもので覆われているものなど，多種多様な状態で湿疹が現れます．1 歳頃には治ることがほとんどです．乳児の毛穴は小さいため，皮脂が詰まって炎症を起こし，悪化しやすいのが特徴的です．

乳児脂漏性湿疹は，髪の生え際など頭，顔や胸など皮脂が多い部位や腋下に黄色のかさぶたができたり，頭皮のフケが多くなったり，粉を吹いたようにカサカサになることがあります．母親から受け継いだ女性ホルモンが皮脂の分泌を促すほか，皮脂を好むマラセチア属真菌と呼ばれる皮膚に常在する真菌が原因として考えられています．

🍄 処方薬

成分名	代表的な商品名	剤 形	用 法
保湿薬			
白色ワセリン	プロペト	軟	1 日数回
炎症が強いとき			
アルクロメタゾンプロピオン酸エステル	アルメタ	軟	1 日 1 〜数回
ヒドロコルチゾン酪酸エステル	ロコイド	軟 C	1 日 1 〜数回
乳児脂漏性皮膚炎に対して			
ケトコナゾール	ニゾラール	C L	1 日 2 回

📋 処方例

保湿剤

▶ プロペト　100g　1 日数回　患部に塗布

炎症が強いとき

▶ アルメタ軟膏　5g　1 日 2 回　患部に塗布
▶ ロコイド軟膏 0.1%　5g　1 日 2 回　患部に塗布

乳児脂漏性皮膚炎に対して

▶ ニゾラールクリーム 2%　10g　1 日 2 回　患部に塗布
▶ ニゾラールローション 2%　10g　1 日 2 回　頭に塗布

保湿薬

プロペトは，眼科用に精製された白色ワセリンで，通常の白色ワセリンよりもやわらかく，眼に入っても問題ないため頻用されています．100gのチューブ包装もあるので，使いやすいです．

炎症が強いとき

炎症が強いときは，副腎皮質ステロイド外用剤も使用します．ステロイドの強さとしては，顔にも塗ることが可能なミディアムクラスの薬剤がよく使われます．

アルメタは，液滴分散という技術により製剤化された薬剤のため，混合処方では液滴が破壊され，主成分が不安定になることが知られています．

一方で，ロコイドはアンテドラッグステロイドと呼ばれ，ステロイド構造のなかに代謝されやすい部位を導入し，その部位を修飾することにより，局所で優れた薬効を発揮したあと，全身系で代謝され速やかに薬効を消失するよう設計された薬剤です〔ほかにプレドニゾロン吉草酸エステル酢酸エステル（リドメックス），フルチカゾンプロピオン酸エステル（フルナーゼ）があります〕．局所の臓器滞留性と薬効増大，副腎分泌機能低下や免疫抑制作用などの全身性副作用の軽減が図られ，有効性と安全性が期待できます．

乳児脂漏性皮膚炎に対する処方

乳児脂漏性皮膚炎は，マラセチア属真菌が原因のため，外用抗真菌薬も使われます．外用剤のなかで適応があるのがケトコナゾールです．

 ## 服薬指導・生活指導

生後すぐに発症するため，看護者が初めて出会う湿疹かもしれません．薬の塗り方など，具体的に説明する必要があります．チューブや軟膏容器には，塗布部位を書いておいたシールを貼っておくとよいでしょう．

入浴により清潔を保つのが大切です．乳児湿疹，乳児脂漏性湿疹の有無にかかわらず，乳児に対してはスポンジやタオルでゴシゴシと洗わず，手で優しく洗い，よく洗い流すことが重要となります．入浴後は保湿剤が基本になりますが，炎症が強いときには副腎皮質ステロイド外用剤を短期間だけ併用することがあります．ローション剤はお風呂上がりに，よく拭いてから手に取って眼に入らないように塗ります．

30 接触皮膚炎

　いわゆるかぶれです．接触皮膚炎には，アレルギー性のものと刺激性のものがあります．アレルギー性では，花粉，ウルシ，ゴム（ラテックス），金属，抗菌薬（主にペニシリンなど）など，刺激性では，化学物質，石けん（液体石けんに多い），食べ物，体液（尿や便，よだれなど）などが原因となります．ここでは小児に多い，体液が原因で起こる接触皮膚炎について取り上げます．

処方薬

成分名	代表的な商品名	剤 形	用 法
皮膚保護薬			
酸化亜鉛	亜鉛華軟膏	軟	1日1～数回
白色ワセリン	プロペト	軟	1日数回
炎症が強いとき			
アルクロメタゾンプロピオン酸エステル	アルメタ	軟	1日1～数回
ヒドロコルチゾン酪酸エステル	ロコイド	軟 C	1日1～数回
抗真菌薬			
ミコナゾール硝酸塩	フロリードD	C	1日2～3回

処方例

皮膚保護薬
▶ プロペト　30g　1日数回　患部に塗布
▶ 亜鉛華軟膏　50g　1日数回　患部に塗布

炎症が強いとき
▶ アルメタ軟膏　5g　1日2回　患部に塗布
▶ ロコイド軟膏0.1%　5g　1日2回　患部に塗布

抗真菌薬
▶ フロリードDクリーム1%　10g　1日2～3回　患部に塗布

治療薬の選択

対症療法が中心となり，よだれや便，尿に対する皮膚の保護を目的として，皮膚保護薬が用いられます．炎症が強いときには，かゆみや湿疹の炎症を抑えるために副腎皮質ステロイド外用剤が使用されます．また，おむつかぶれの場合，カンジダ菌が原因菌となることもあり，その際には抗真菌薬の外用剤と亜鉛華軟膏の併用療法が行われます．

皮膚保護薬

酸化亜鉛を主成分とする軟膏には亜鉛華軟膏以外にも亜鉛華単軟膏があります．亜鉛華単軟膏の基剤は単軟膏，亜鉛華軟膏の基剤は白色軟膏です．いずれも油脂性基剤ですが，白色軟膏は白色ワセリンに界面活性剤が添加されているため，水分を吸収することが可能となっています．つまり，基剤の違いは吸水性の違いにつながることから，臨床的には患部の滲出液の量の違いによって使い分けられることが多いです．

亜鉛華軟膏は主におむつかぶれに使われ，白色ワセリンはよだれからの保護に使われることが多いです．プロペトは眼科用としても使われるため，目の周囲にも使用できます．いずれの場合にも，患部をきれいにしてから塗ることで効果がみられます．

炎症が強いとき

副腎皮質ステロイドは，主によだれや食べ物が原因でのかぶれに使われますが，おむつかぶれにも処方されることがあります．皮膚保護薬と併用するときは，塗る順番を確認しておきましょう．手の上でステロイドと皮膚保護薬を等量ずつ取ってから混ぜて塗る場合もあります．

アルメタ軟膏は，基剤中に微細な液滴が分散している軟膏剤で，液滴分散型軟膏と呼ばれています．液滴分散型軟膏は，基剤に何らかの変化を与えた場合に，液滴の状態に変化が生じる可能性があります．つまり混合処方にはなじまない製剤といえます．

服薬指導・生活指導

おむつかぶれとよだれかぶれのいずれの場合にも，患部を清潔にしてから処方された薬剤を指示どおりに使ってもらうことが重要です．外用剤は，擦り込まずに塗るのがポイントです．

よだれかぶれに使用する医薬品は，少量であれば口の中に入っても問題ありません．おむつかぶれの場合には，下痢が併発していると治りがよくないので，便の状態も併せて観察するよう説明しましょう．

31 蕁麻疹

蕁麻疹は，突然，皮膚が赤く盛り上がる膨疹が現れ，しばらくすると消えてしまいます．24時間以内におさまるケースが多いのが特徴です．また，全身に症状が及ぶこともあります．小児の蕁麻疹の原因はさまざまあり，大きく分けるとアレルギー性と非アレルギー性のものがあります．アレルギー性では，食物や医薬品が原因となり，非アレルギー性のものでは，摩擦や圧迫などの物理的刺激，気温の変化，発汗，日光，ストレス，疲労，食品中のヒスタミン物質など幅広く，原因の特定が非常に難しくなっています．

処方薬

成分名	代表的な商品名	剤 形	小児薬用量・用法
痒みに対して			
レボセチリジン塩酸塩	ザイザル	錠 S	6ヵ月～1歳：1.25mg/日 1～7歳：2.5mg/日 7～15歳：5mg/日
コントロールが難しいとき			
ベタメタゾン	リンデロン	錠 散 S	0.15～4mg/日（分1～4）
痒みに対して			
クロタミトン	オイラックス	C	1日数回*
ジフェンヒドラミン	レスタミンコーワ	C	1日数回

＊：乳幼児・小児に使用する場合には広範囲の部位に使用しないこと．

📋 処方例（2歳，体重12kgの場合）

痒みに対して
- ▶ ザイザルシロップ0.05%　2.5mg/日　分2　朝食後・就寝前　7日分
- ▶ オイラックスクリーム10%　10g　1日数回　患部に塗布
- ▶ レスタミンコーワクリーム1%　20g　1日数回　患部に塗布

副腎皮質ステロイド
- ▶ リンデロンシロップ0.01%　0.6mg/日　分2　朝夕食後　2日分

治 療

　　蕁麻疹の治療は，原因がわかっていればそれを回避する除去方法がありますが，ほとんどが原因不明のため対症療法が中心となります．通常の小児の蕁麻疹に対する薬物治療は，第二世代の非鎮静性の抗ヒスタミン薬（p.98 参照）の至適用量を基本とした治療となります．

痒みに対する処方

　　はっきりしたエビデンスはありませんが，小児科では外用剤が処方されるケースが多いです．クロタミトンクリームは，金属に触れると変質することがあるので，軟膏容器に計量調剤するときに金属ベラや金属容器の使用をできるだけ避けます．ステンレス製の軟膏ベラを使用することは問題ありません．

コントロールが難しいとき

　　コントロールが難しいときは，副腎皮質ステロイドの経口投与も行われます．処方医から「薬をもらったらすぐに 1 回分を飲ませるように」と指示が出ていることがあるため，診察の際にどのように説明を受けているかを確認しましょう．処方日数は，1 ～ 2 日分が多いです．服用しても症状が繰り返すようであれば，再受診の必要があります．

服薬指導・生活指導

生活上の注意点

　　蕁麻疹で処方される薬のほとんどは，食事に関係なく服用することができます．
　　痒みが強いときは，体が温まるとさらに痒みが増強します．入浴の際は，湯船に入るよりもシャワー浴のほうがおすすめです．

アナフィラキシーを疑う場合

　　次のような症状が出る場合には，蕁麻疹ではなくアナフィラキシーの可能性が否定できないので，救急処置が必要となります．投薬した初日は，薬剤師からフォローして，症状の確認をしてみましょう．

• 瞼や唇が腫れる	• のどの痒み
• 腹痛，嘔気	• 喘鳴，息苦しさ

32 伝染性膿痂疹（とびひ）

伝染性膿痂疹は，表在性皮膚感染症の代表的な疾患です．かき壊しによって次々と病変が拡大するため，「とびひ」とも呼ばれています．黄色ブドウ球菌による水疱性膿痂疹と，化膿レンサ球菌による痂皮性膿痂疹に大別されます．

水疱性膿痂疹は，特に高温多湿の夏季に乳幼児・学童に好発するのが特徴です．鼻腔内や皮膚の常在菌である黄色ブドウ球菌が，虫刺され，ひっかき傷，湿疹病変（アトピー性皮膚炎など）に感染して増殖し，発症します．また，小児の場合では，鼻の入り口を触ることで黄色ブドウ球菌が広がることが多いです．痒みが強く，あちこちに膿痂疹ができるので，一般に「とびひ」という場合はこちらを指すことが多いです．

一方，痂皮性膿痂疹は季節や年齢に関係なく化膿レンサ球菌（A 群 β 溶血性レンサ球菌）による感染で発症し，発熱，咽頭痛などの症状を合併することがあります．

処方薬

成分名	代表的な商品名	剤　形	小児薬用量・用法
抗菌薬			
アモキシシリン水和物	サワシリン	錠 Cap 細	20 〜 40 mg/kg/日 *1
セファレキシン	ケフレックス	Cap DS	25 〜 50 mg/kg/日
セフジニル	セフゾン	Cap 細	9 〜 18 mg/kg/日
ファロペネムナトリウム水和物	ファロム	錠 DS	15 mg/kg/日 *2
痒みに対して			
レボセチリジン塩酸塩	ザイザル	錠 S	6 ヵ月〜1 歳：1.25 mg/日 1 〜 7 歳：2.5 mg/日 7 〜 15 歳：5 mg/日
外用抗菌薬			
フシジン酸ナトリウム	フシジンレオ	軟	1 日 1 〜数回
ナジフロキサシン	アクアチム	軟 C L	1 日 2 回

＊1：最大 90 mg/kg/日を超えない．
＊2：30 mg/kg/日，1 日 900 mg を超えない．

📋 **処方例**（体重 20 kg の場合）

経口抗菌薬
- ▶ ケフレックスシロップ用細粒 100　600 mg/日　分 3　毎食後　4 日分
- ▶ セフゾン細粒小児用 10%　200 mg/日　分 3　毎食後　4 日分
- ▶ サワシリン細粒 10%　600 mg/日　分 3　毎食後　10 日分

混合感染が疑われる場合
- ▶ ファロムドライシロップ小児用 10%　300 mg/日　分 3　毎食後　4 日分

痒みに対して
- ▶ ザイザルシロップ 0.05%　2.5 mg/日　分 2　朝食後・就寝前

外用抗菌薬
- ▶ アクアチム軟膏 1%　10 g　1 日 2 回　患部に塗布
- ▶ フシジンレオ軟膏 2%　10 g　1 日 3 回　患部に塗布

治療薬

　細菌感染症なので，治療には抗菌薬が使われます．痒みが強いときは，抗ヒスタミン薬も併用します．

経口抗菌薬

　経口抗菌薬は通常 3 ～ 4 日分処方され，飲み切りの指示が出されます．水疱性膿痂疹の場合では，水疱が痂皮化するまで抗菌薬が継続されることがあります．また，飲み切っても症状がよくならないときは，メチシリン耐性黄色ブドウ球菌（MRSA）への感染も考えられるため，再受診が必要となる場合もあります．

　MRSA の治療には，ミノサイクリン塩酸塩が使われることがありますが，8 歳未満は歯牙着色やエナメル質形成不全，また一過性の骨発育不全を起こすことがあります．ミノサイクリン塩酸塩は，ほかの薬剤が使用できないか，無効の場合にのみ使用が考慮されます．

混合感染を疑う場合の処方

　ペネム系抗菌薬のファロペネムが用いられます．ただし，類似薬のカルバペネム系抗菌薬と抗てんかん薬のバルプロ酸ナトリウムの併用で，バルプロ酸の血中濃度を低下させたとの報告があることから，ファロペネムでもバルプロ酸ナトリウムは併用注意となっています．てんかんの既往と併用薬を必ず確認しましょう．

外用抗菌薬

外用抗菌薬は，塗布後の患部にガーゼやリント布をあてておくことが多いです．また，ガーゼを止める際のテープでかぶれることもあるため，かぶれやすい体質かどうかなどを確認し，テープを選ぶようにしましょう．

服薬指導・生活指導

抗菌薬の服薬指導

セフゾン細粒小児用はイチゴ味で，とても飲みやすく人気があります．ファロムドライシロップ小児用も飲みやすい味ですが，ほかの抗菌薬と比べると少し下痢の頻度が多いように感じます．ファロムが処方されたときには，整腸薬を考慮しましょう．

生活上の注意点

かくことで病変部位が広がるので，いかにかかせないかが重要となります．また，細菌感染症なので，清潔を保つことも大切です．入浴については発熱などの全身症状がなければ，問題ありません．一般的にはシャワー浴が推奨され，皮膚を清潔にするために，泡立てた石けんでそっと洗い，よく洗い流すことがポイントとなります．

また，「とびひ」の予防としては，鼻腔内に原因となる細菌が存在しているので，鼻に手を入れないよう指導するとともに，鼻をよくかませること，かき壊させないためにも爪を短く切っておく，手洗いをするなど，基本的なことが重要となります．

33 伝染性軟属腫（水いぼ）

伝染性軟属腫（水いぼ）はポックスウイルスの一種である伝染性軟属腫ウイルスによるウイルス感染症です．中心に白い芯があり，中心部分が少し凹んだ形をしていて，表面はつるっと輝いています．首，腋の下，側胸部，臀部，陰部などに好発します．

治療方法

治療としては，専用のピンセットで水いぼを取る方法が一般的です．水いぼを取るか，取らないかについては小児科医と皮膚科医のあいだでも，議論のあるところです．乾燥肌やアトピー性皮膚炎が基礎疾患としてある場合，かき壊しにより増えることがあるので，数が少ないうちから治療することが多いようです．

摘除法

原因がウイルスなので，有効な薬はありません．専用のピンセットで，一つひとつ水いぼを摘み取っていきます（摘除法）．水いぼを取ることに関しては確実な方法ですが，かなりの痛みを伴うため，摘除時の疼痛緩和を目的として，処置の前にリドカインテープ（商品名：ペンレステープ）を貼付します．

使い方として，処置の1時間ほど前に，リドカインテープを適当な大きさに切って，水いぼの一つひとつに貼ります．ただし，「伝染性軟属腫摘除時の疼痛緩和」を目的したリドカインテープの処方は，院内処置薬の扱いとなるため院外処方箋による投薬はできません．

摘除後は，処方されたゲンタマイシン硫酸塩軟膏（商品名：ゲンタシン軟膏）を塗り，ガーゼをあてておくように指示されることが多いです．

📋 処方例

▶ ゲンタシン軟膏0.1%　10g　1日2回　患部に塗布

漢方薬の内服

そのほかの治療法として，ヨクイニンエキスの内服があります．もともと，尋常性疣贅（いぼ）に使われてきたハトムギのエキスを処方する場合もあります（適応外処方）．すぐに効果が出るものではありませんし，1回服用量が多いのが欠点です．

40% 硝酸銀ペースト法

病院内では，硝酸銀で水いぼの部分を腐食して除去する作用を利用する「40% 硝酸銀ペースト法」が行われています．

≡ 40%硝酸銀ペースト法

調製方法

❶ 硝酸銀の粒 4g に精製水 6mL を加えて 40% 硝酸銀液とします．水道水は，塩化銀が生成するので使えません．

❷ 40% 硝酸銀液 0.2mL に小麦粉 0.05g（耳かき 1 杯程度）を混ぜ撹拌し，半透明状のペーストにします．このとき，金属スパーテルは腐食されるので使用できません．

処置法

先を鋭く削って細くした竹串の先端に直接ペーストをつけ，水いぼの頂点に 1 回のみ塗布し，完全に乾燥させます．処置後は黒色痂皮化が進行し，約 2 週間で脱落します．

注意点

痛みは伴いませんが，正常な皮膚に付着すると火傷の痕のようになるので，注意が必要です．

服薬指導・生活指導

感染しやすい児の特徴

アトピー性皮膚炎を患っている小児は，普通の小児より水いぼに罹りやすく，広がりやすいといわれています．これは，アトピー性皮膚炎の患児の皮膚が乾燥して微少なキズが多数あるので，ウイルスに対する防御力が低下した状態となっているからと考えられています．ですので，アトピー性皮膚炎の既往がある児へのフォローアップは重要となります．

療養上の注意点

水いぼができていても，プールに入ることができます．基準内の塩素濃度が保たれていれば消毒効果が期待できるため，プールの水を媒介して感染することはありません．水いぼは肌と肌の接触や，ウイルスの付着したタオルやビート板の共有などを介して感染します．したがって，日常生活のなかで水いぼができている部位をほかの児が触らないようにすることや，タオルを共用しないよう説明しましょう．

34 アタマジラミ症

アタマジラミは，ヒトの頭髪にだけ寄生します．吸血する際に少量の唾液を注入することで，頭皮の痒みや湿疹などを生じさせる寄生虫です．昼寝や添い寝の際に髪の毛が接触したり，寝具を共有したりすることで感染します．

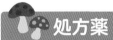 処方薬

成分名	代表的な商品名	剤 形	使用方法
フェノトリン	スミスリン	シャンプー	3日ごと（2日おき）に1日1回頭を洗い，3〜4回繰り返す

フェノトリンシャンプー

シラミの駆虫に有効な医療用医薬品はなく，アタマジラミと診断された場合は，第2類医薬品のフェノトリンシャンプーを利用します．フェノトリンはピレスロイド系化合物であり，アタマジラミの神経伝達を遮断することで効果を示します．

服薬指導・生活指導

アタマジラミの発見

アタマジラミを発見するポイントとして，以下の特徴があります．

- 頻繁に洗髪しているのに，よく頭をかいている
- 髪の毛に0.5mmくらいの白いもの（卵）がついている
- 頭に2mmくらいの小さな生き物がいる

シャンプー使用上のポイント

フェノトリンシャンプーは，成虫や幼虫に効果があります．一方，アタマジラミの卵は硬い殻に覆われているので，効果が期待できません．

卵から幼虫へは約7日で孵化します（図1）．アタマジラミが卵から孵化したところを確実に退治するため，2日おきのシャンプーを3〜4回繰り返します（図2）．フェノトリンシャンプーの使用中も，普段のシャンプーやリンスを使用してかまいません．

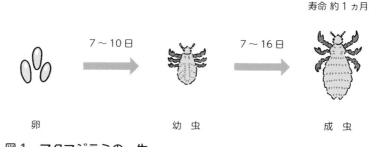

図1　アタマジラミの一生

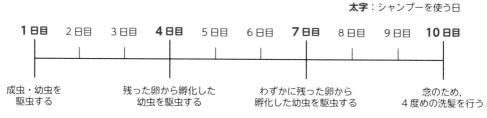

図2　アタマジラミ駆除の方法

　また頭髪に付着した卵や卵の殻は，シャンプーだけでは取れません．セメントのような硬い物質でしっかりと髪の毛に固着しているため，シャンプーに付属しているくしですき取ります．

周囲の感染予防

　予防には，頭同士の接触を減らすこと，体に触れるものを共用しないことが一番です．特に，くしやブラシ，タオルや帽子などをほかの人と使い回ししないようにしましょう．使用後の服，帽子や寝具などは55℃以上の温水に10分以上，浸けておきます．

　なお，アタマジラミに感染しても，通園・通学の規制はありません．清潔にしていてもシラミに寄生されてしまうことは十分にあるため，誰でも感染する可能性がある寄生虫症であることはいうまでもありません．

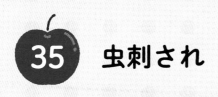

35 虫刺され

虫刺されは虫刺症と呼ばれ，原因となる昆虫の種類や，刺された部位によって症状が異なります．例えば，集団で人を襲うブユ（別名：ブヨ，ブト）に刺された場合には全身症状が出ることがあるため，内服の副腎皮質ステロイドが処方されることもあります．

処方薬

成分名	代表的な商品名	剤 形	小児薬用量・用法
体幹などの虫刺されに対して			
クロベタゾールプロピオン酸エステル	デルモベート	軟 C L	1日3回
ベタメタゾン吉草酸エステル	リンデロン-V	軟 C L	1日3回
顔の虫刺されに対して			
アルクロメタゾンプロピオン酸エステル	アルメタ	軟	1日3回
痒みに対して			
ケトチフェンフマル酸塩	ザジテン	Cap DS S	0.06mg/kg/日
全身症状に対して			
ベタメタゾン	リンデロン	錠 散 S	0.15〜4mg/日

処方例（体重10kgの場合）

体幹などの虫刺されに対して
▶ リンデロン-V軟膏0.12%　5g　1日3回　体の虫刺されの部分に
▶ デルモベート軟膏0.05%　5g　1日3回　体の虫刺されの部分に（3日間のみ使用）

顔の虫刺されに対して
▶ アルメタ軟膏　5g　1日3回　顔の虫刺されの部分に

痒みに対して
▶ ザジテンドライシロップ0.1%　0.6mg/日　分2　朝食後・就寝前　5日分

全身症状に対して
▶ リンデロンシロップ0.01%　0.5mg/日　分2　朝食後・就寝前　2日分

治療薬

外用の副腎皮質ステロイドがメインとなります．ストロンゲストのクロベタゾールプロピオン酸エステルが短期間の使用で処方されることがあります．

全身症状があれば内服の副腎皮質ステロイド，痒みがあれば抗ヒスタミン薬が使われます．

適応外での使用

ベタメタゾン吉草酸エステル・ゲンタマイシン硫酸塩（商品名：リンデロン-VG）や，小児の湿疹でよく使用されるヒドロコルチゾン酪酸エステル（商品名：ロコイド）は，虫刺されに保険適用がないため，都道府県によっては返戻される可能性があります．

痒みに対する処方

ザジテンドライシロップは，味が甘く，香りもよいので飲みやすい薬です．第一世代抗ヒスタミン薬の代わりに，眠気の少ない第二世代抗ヒスタミン薬（セチリジンなど）が処方される場合もあります．患児が服用しやすい剤形（ドライシロップ，シロップ，顆粒）もそろっていますが，年齢によって薬用量や用法が異なるものもありますので，処方監査の際は注意が必要です．

全身症状に対する処方

全身に症状が出るなど重い場合には，内服の副腎皮質ステロイドが処方されます．貰ったらすぐに1回分を飲ませる指示が出た際には，薬局で飲んでもらうことも多いです．処方日数は，1〜2日分が多く，服用しても繰り返すようなら再度受診する必要があります．

また，デキサメタゾン製剤のデカドロンエリキシルもよく使われますが，エタノールを5%含んでいます．通常の服用量では酔う可能性がないことを説明しておきましょう．

服薬指導・生活指導

外用剤のポイント

外用剤の使用期間について処方箋に記載がない場合は，診察の際にどのように説明されたのかを確認しておきましょう．部位によって使用する外用剤が異なるため，チューブに使用部位が書かれたシールを貼るなどの配慮も重要です．外用剤は虫が刺された部分にのみ塗りますが，塗布する際は，擦り込まずに塗ることがポイントです．

療養上の注意点

体が温まると痒みも強くなるため，痒みが強いときは，湯船ではなくシャワー浴のほうがおすすめです．また虫に刺された部分をかき壊さないように，あらかじめ爪は

切っておきましょう.

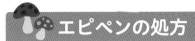

エピペンの処方

　ハチに刺されて激しく腫れてしまった場合，再び刺されるとアナフィラキシーを起こす可能性も否定できません．その場合には，アドレナリン注射液（エピペン）が処方されることがあります．

> **処方例** (体重 15 kg の場合)
>
> ▶ エピペン注射液 0.15 mg　1 本　ハチに刺されたとき　筋肉内注射

　エピペンは緊急対応の薬なので，あらかじめ看護者や患児本人が使い方を練習しておく必要があります．製薬会社から配布されている自己練習用のトレーナーキットを利用して，手技の説明と確認を行いましょう．また，エピペンを使用したあとは，必ず救急車を呼ぶことも忘れずに伝えましょう．

　エピペンには有効期限があるため，期限が切れる前に新たな処方を受ける必要があります．リマインダーとして，製薬会社の「重要なお知らせ通知プログラム」などのシステムがあるので，登録を勧めるのもよいでしょう．

36 ペットによる咬傷

　ペットによる咬傷では，加害動物のほとんどはイヌとネコです．基本的な対応は，受傷部位の生理食塩液での洗浄と創傷ケアを行ったうえでの抗菌薬投与ですが，創部の状態や合併症によっては入院加療の適応となります．ネコは鋭い歯をもつため，感染症に進展する危険性がイヌよりも高いといわれています．咬傷が皮膚全層に及ぶ場合，特に感染率が高くなります．

処方薬

成分名	代表的な商品名	剤形	小児薬用量
第一選択薬			
クラブラン酸カリウム・アモキシシリン水和物	クラバモックス	DS	96.4 mg/kg/日
ペニシリンアレルギーの場合			
アジスロマイシン水和物	ジスロマック	錠 Cap 細	10 mg/kg/日

処方例（体重 10 kg の場合）

▶ クラバモックス小児用配合ドライシロップ　964 mg/日

　　　　　　　　　　　　　　　　　　　分 2　朝夕食直前　7 日分

▶ ジスロマック細粒小児用 10%　100 mg/日　分 1　朝食後　3 日分

第一選択薬

　好気性菌と嫌気性菌の混合感染を疑い，第一選択薬としては，クラブラン酸カリウム・アモキシシリン水和物の配合剤が使われます．黄色ブドウ球菌だけでなくほかの細菌（口腔内の常在菌など）に対しても有効です．それぞれが 1：14 で配合されているため，副作用としては軟便傾向がみられます．整腸薬の希望なども看護者から確認しておくといいかもしれません．

　クラバモックスは，ボトル製剤と分包品があり，調剤方法が異なります．ボトル製剤を用いるときは，薬局でドライシロップに水を加えて 1 日量の調製後懸濁液として 0.75 mL/kg になるよう調製し，必要量を患児に投薬します．そのため，投与量の算出や薬局における懸濁液の調製の煩雑さがしばしば問題となります．

　一方で分包品を使用する場合は，添付文書に記載されている「体重換算による服用

量の目安」と「症状」にあわせて処方されるため，開封せずにそのまま交付します．添付文書に記載されている服薬量は，承認用量（1日あたり96.4mg/kg）からの誤差が最小となるよう体重幅が設定されており，いずれの投与量も特定使用成績調査での投与経験（48.2〜153.0mg/kg/日）の範囲内で，有効性や安全性に問題はないと考えられています．

ペニシリンアレルギーの場合

15員環マクロライド系抗菌薬であるアジスロマイシンが使用されます．感染病巣への優れた薬剤移行性と長い半減期を有することで，1日1回3日間の服用で7日間の効果が得られるといわれています．しかし，この製剤の難しいところは1回の服用量の多さとマクロライド系抗菌薬にみられる特有の味（苦み）です．

服薬指導・生活指導

服薬のポイント

クラブラン酸が食事の影響を受けるため，食直前に経口投与します．お腹を下しやすい患児であれば，耐性乳酸菌製剤の処方提案も併せて行いましょう．水剤の場合には，飲み切り指示と冷蔵庫保管を徹底します．分包品の場合は，開封するときにハサミを用います．手で勢いよく開封すると，中の粉薬が飛散することがあります．また，必ず水に溶かして服用します．粉薬自体がかなり細かいため，溶かさずにそのまま服用するとむせることがあります．オレンジジュース，ヨーグルトなど酸味のあるものと混ぜても苦くはなりません．

アジスロマイシンについては苦みが問題になります．飲ませ方の工夫については99ページを参照してください．

ワクチンの接種

動物咬傷の受傷者には，ワクチンなどによる曝露後予防の検討も必須です．破傷風トキソイドを接種することがありますが，その前に破傷風抗原を含むワクチン（DPT-IPV，DPTワクチン，DTトキソイド）の接種歴などを確認しましょう．

イヌが加害動物の場合には，狂犬病のリスクがあります．わが国ではすべてのイヌに年1回の狂犬病予防接種を義務付けているため，飼育されているイヌでは問題にならないと考えられています．ただし，狂犬病の有効な治療法は存在していないため，相談を受けた場合は受診を勧奨するべきです．

37 切り傷・擦り傷

切り傷（切創），擦り傷（擦過傷）は，いずれも外傷に分類されます．切り傷は，鋭利なもので皮膚が切れるとできる傷で，傷が深くなると出血量が多くなります．擦り傷は，転倒などで擦りむいた際，皮膚の浅い部分にできる傷です．どちらも，生理食塩液による創傷の洗浄と処置が行われます．傷が深い場合には，縫合が必要になる場合もあります．

処方薬

成分名	代表的な商品名	剤　形	小児薬用量・用法
抗菌薬			
バシトラシン・フラジオマイシン硫酸塩	バラマイシン	軟	1 日 1 〜数回塗布
セファクロル	ケフラール	Cap 細	20 〜 40 mg/kg/日
セファレキシン	ケフレックス	Cap DS	25 〜 50 mg/kg/日

処方例（体重 10 kg の場合）

抗菌薬
▶ バラマイシン軟膏　10 g　1 日 3 回　傷に塗布しガーゼで保護
▶ ケフラール細粒小児用 100 mg　300 mg/日　分 3　毎食後　5 日分
▶ ケフレックスシロップ用細粒 100　300 mg/日　分 3　毎食後　5 日分

抗菌薬

主に外用の抗菌薬が処方されます．そのまま傷口に塗ると痛みを伴うようであれば，薬剤をガーゼにのばして患部に貼付する方法もあります．
創傷の状態によっては，第一世代セフェム系抗菌薬の内服薬が処方されます．ケフラールもケフレックスも苦みはない製剤なので，飲みやすくなっています．

服薬指導・生活指導

傷の保護

　傷を保護するときには，ガーゼやテープなどの衛生材料が必要になります．ガーゼは，傷の部分につきにくく，剥がしやすい（二次損傷につながりにくい）アルミガーゼなどを推奨します．ガーゼを止めるテープにもプラスチックテープのほか，肌にやさしい不織布テープもあるので，看護者が選びやすいように情報提供しましょう．

湿潤療法

　よくある質問に，「湿潤療法（モイストヒーリング）を行ってよいですか？」というものがあります．「傷口をきれいに洗う」「消毒しない」「乾燥させない」の3原則を守ることで，治りが早いうえ，かさぶたを作らないため傷跡が残りにくくなります．ただし，すべての傷に適しているわけではありませんので，湿潤療法を行うかどうかは医師に相談しましょう．

 外傷後の破傷風予防

　破傷風は，傷口を介して破傷風菌に感染することで生じます．破傷風菌は嫌気性のグラム陽性桿菌で芽胞を有し，土の中に生息しています．感染後，3〜30日で開口障害（口が開きにくい，話しにくいなど）や，舌の動きが悪いなどの症状が現れます．全身性のけいれん，声門や呼吸筋のけいれんによる窒息をきたすため，人工呼吸管理などの集中治療を行うこともあります．発症後の死亡率が高い感染症です．

　外傷後の破傷風予防として，破傷風トキソイドワクチンの追加接種および抗破傷風ヒト免疫グロブリンの投与を行うことがあります．ワクチンは1968年から定期接種となっており，現在では4種混合（DPT-IPV）ワクチン，3種混合（DPT）ワクチン，2種混合（DT）ワクチンに含まれています．最後の接種から10年以上が経過した場合などに，破傷風トキソイドワクチンを追加接種します．

38 外傷性疾患（骨折・捻挫・打撲）

　骨折とは，骨が壊れることをいい，骨にヒビがはいったり，一部分が欠けたり，へこんだりした場合も含みます．皮膚から骨折部が露出したものを開放骨折，骨折部が複雑に粉砕したものを粉砕骨折，ずれの無いヒビだけの骨折を不全骨折と呼んでいます．小児の骨折の原因は転倒や転落が多く，損傷部位は上肢（肘関節の周囲や前腕など）が約半数を占め，次いで多いのが鎖骨や下腿です．治療には，徒手整復をしてギプスなどで固定する保存療法と手術療法があります．

　捻挫とは，靱帯や腱，軟骨（骨の表面を覆う関節軟骨，半月板，関節唇）の損傷です．損傷した関節に腫れや痛みを生じます．打撲は，いわゆる打ち身です．病院では，どちらも RICE 処置〔Rest（安静），Ice（冷却），Compression（圧迫），Elevation（挙上）の頭文字〕という応急処置が行われます．

🍄 処方薬

成分名	代表的な商品名	剤　形	小児薬用量・用法
痛みに対して			
アセトアミノフェン	カロナール	錠 細 S	10 〜 15 mg/kg/ 回*
	アンヒバ	坐	
イブプロフェン	ブルフェン	錠 顆	5 〜 7 歳：200 〜 300 mg/日 8 〜 10 歳：300 〜 400 mg/日 11 〜 15 歳：400 〜 600 mg/日
急性期の痛みに対して			
フェルビナク	セルタッチ	貼 (パップ・テープ)	1 日 2 回
フルルビプロフェン	アドフィード	貼 (パップ)	1 日 2 回

＊：投与間隔は 4 〜 6 時間．1 回あたりの最大用量は 500 mg，1 日あたりの最大用量は 1,500 mg.

📋 処方例 （体重 20 kg の場合）

痛みに対して
▶ カロナール細粒 20%　300 mg/回　疼痛時　10 回分

急性期の痛みに対して
▶ セルタッチパップ70　14 枚　1 日 2 回　患部に貼付

鎮痛薬の適応

骨折，打撲，捻挫はそれぞれ痛みを伴うため，鎮痛薬が処方されます．ただし，外傷後の鎮痛に適応があるかどうかは薬剤により異なります．

イブプロフェンは，小児に適応がある唯一の非ステロイド性抗炎症薬（経口薬）で，外傷後の鎮痛にも適応がありますが，年齢による使用制限があり5歳以上となっています．また，ジクロフェナク坐剤は，外傷後の鎮痛には適応がありません．

痛みに対する処方

通常，アセトアミノフェンの小児薬用量は1回あたり10〜15 mg/kg です．ただし小児の場合，非ステロイド性抗炎症薬が使用しづらく，また鎮痛効果が弱いため，倍量投与（1回あたり20 mg/kg）の処方もしばしばみられます．

急性期の痛みに対する処方

捻挫や打撲の急性期の痛みに対しては，冷感湿布がよいとされています．温感湿布は，トウガラシエキスの主成分であるカプサイシンが含まれているため皮膚への刺激が強く，小児に使用するとかぶれる可能性があります．また，関節可動域（ROM）が広い場合には，パップ剤よりもテープ剤のほうが剥がれません．骨折の場合には，シーネで固定するため，湿布は使用しないケースが多いです．

 ## 服薬指導・生活指導

鎮痛薬の使用

鎮痛薬は，頓用と食事に合わせた定期服用があります．小児の場合は，頓用のほうが多いでしょう．続けて使用する場合でも服用間隔を守るように説明します．

外用剤は，大きければ患部に合わせて切って使用してもかまいません．服薬指導の際，必要に応じて看護者の前でパップ剤やテープ剤を実際に切ってみることで，より伝わりやすくなります．

鎮痛薬を使用しても痛みが改善しない，腫れがひどくなった，湿布でかぶれたなどの場合には，再度受診するように説明しましょう．

39 やけど

　一般的に「やけど」と呼ばれる，熱による皮膚や粘膜の外傷を熱傷といいます．高温の物質が皮膚に一定時間以上接することで，やけどになります．皮膚が薄い小児や高齢者に多くなっています．やけどでは，直後から発赤や腫脹が出てきますが，その後も腫脹や水疱が数日進行します．熱傷深度については，応急処置としては，すぐに冷やすことが大切です．

処方薬

成分名	代表的な商品名	剤　形	小児薬用量・用法
Ⅰ度のやけどに対して			
ベタメタゾン吉草酸エステル・ゲンタマイシン硫酸塩	リンデロン-VG	軟 C L	1日1〜数回塗布
水疱処置した場合			
バシトラシン・フラジオマイシン硫酸塩	バラマイシン	軟	1日1〜数回塗布
セファレキシン	ケフレックス	Cap DS	25〜50mg/kg/日
アセトアミノフェン	カロナール	錠 細 S	10〜15mg/kg/回*
ケロイド・肥厚性瘢痕に対して			
トラニラスト	リザベン	Cap 細 DS	5mg/kg/日
ヘパリン類似物質	ヒルドイド	軟 C L ほか	1日1〜数回塗布

＊：投与間隔は4〜6時間．1回あたりの最大用量は500mg，1日あたりの最大用量は1,500mg

📋 処方例（体重15kgの場合）

Ⅰ度のやけどに対して

▶ リンデロン-VG軟膏0.12%　5g

　　　　　　　　　　　　　1日2回　赤いところ，痛いところに塗布（3日間）

水疱処置した場合

▶ バラマイシン軟膏　10g　1日3回　ガーゼにのばして患部に貼付

▶ ケフレックスシロップ用細粒100　600mg/日　分3　毎食後　5日分

▶ カロナール細粒20%　150mg/回　疼痛時　3回分

ケロイド・肥厚性瘢痕に対して

▶ リザベンドライシロップ5%　75mg/日　分3　毎食後　14日分

▶ ヒルドイドクリーム0.3%　20g　1日2回　患部に塗布

Ⅰ度のやけどに対する処方

　Ⅰ度のやけどでは，赤くなっている部分や痛みがある部分に副腎皮質ステロイド外用薬を短期間（3〜5日間）使用します．期間を決めて使用するのがポイントで，期間内に改善しないようであれば，受診勧奨を行います．

水疱の処置後の処方

　院内で水疱を処置した場合には，外用抗菌薬を用います．そのまま塗ると痛みを伴うため，薬剤をガーゼにのばしてから患部に貼付する方法が一般的です．患部の状態によっては，内服薬として第一世代セフェム系抗菌薬や鎮痛薬が処方されます．

ケロイド・肥厚性瘢痕に対する処方

　ケロイドや，やけどの痕が盛り上がってできる肥厚性瘢痕に対して薬が処方されます．トラニラストは，ケロイドや肥厚性瘢痕由来の線維芽細胞のコラーゲン合成を抑制することで効果を示します．また，ヘパリン類似物質には，線維芽細胞増殖の抑制効果が認められています．

🍄 服薬指導・生活指導

傷の保護

　傷を保護するときには，ガーゼやテープなどの衛生材料が必要になります．ガーゼは，傷の部分につきにくく，はがしやすい（二次損傷につながりにくい）アルミガーゼなどを推奨します．ガーゼを止めるテープにもプラスチックテープのほか，肌にやさしい不織布テープもあるので，看護者が選びやすいように情報提供しましょう．

🍄 熱傷深度

　熱傷深度と症状を図に示します．Ⅰ度，浅達性Ⅱ度のやけど，範囲の狭いやけどは，通院で治療が行われます．やけどの範囲が広かったり，深達性Ⅱ度，Ⅲ度のやけどは入院加療の対象となります．

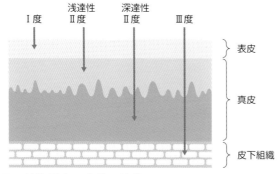

- Ⅰ度…表皮まで達する．患部が日焼けのように赤くなり，痛みを伴う．数日で治る．
- 浅達性Ⅱ度…真皮の浅い部分まで達する．患部が赤くなり，水疱を生じ，強い痛みを伴う．
- 深達性Ⅱ度…真皮の深い部分まで達する．患部は赤または紫〜白色となり，水疱を生じる．痛みはほとんどない．
- Ⅲ度…皮下組織まで達する．患部は黒色，褐色または白色となり，水疱や痛みは生じない．

図　熱傷深度と症状の特徴

🍄 低温やけど

　比較的低い温度でも，皮膚に触れ続けることで，やけどになってしまいます．これは，低温やけど（低温熱傷）と呼ばれ，成人にも多く起こります．低温やけどは，特に冬場や寒冷地で多く，湯たんぽや電気あんか，電気毛布，使い捨てカイロなどで起こることが報告されています．

　低温やけどは重症化しやすく，専門的治療（デブリードマン，植皮術など）が必要となる場合が多いです．予防のためには，寝る前に湯たんぽを布団から出す，電気あんかや電気毛布は電源を切るなどするとよいでしょう．低温やけどを防ぐためにも，日頃から啓発していきましょう．

40 貧血（鉄欠乏性貧血）

貧血とは赤血球に含まれるヘモグロビン（Hb）量が低下している状態のことです．小児の貧血では鉄欠乏性貧血がもっとも多く，原因は鉄の摂取量の不足，鉄の吸収不良，鉄の慢性的な喪失です．急速に成長を遂げる生後9ヵ月ごろから2歳までと，思春期に多くみられます．

症状は，顔色や唇の血色が悪く蒼白となる，運動時の息切れや動悸，倦怠感，めまいなどが現れます．幼児では注意力散漫，落ち着きのなさ，認知能力や言語学習能力の低下などがみられることもあります．思春期では，氷を好んで食べる氷食症が特徴的です．日本の小児の10〜15%は軽度貧血の状態ですが，約半数は鉄剤の投与で回復します[1]．

処方薬

成分名	代表的な商品名	剤 形	小児薬用量
溶性ピロリン酸第二鉄	インクレミン	S	〈鉄として〉 1歳未満：12〜24mg/日 1〜5歳：18〜60mg/日 6〜15歳：60〜90mg/日
クエン酸第一鉄ナトリウム	フェロミア	錠 顆	開始：2〜3mg/kg/日 維持：3〜6mg/kg/日*

＊：消化器症状などの副作用がなければ．

処方例

1歳の場合
▶ インクレミンシロップ5%　15mg/日　分3　毎食後　14日分

体重25kgの場合
▶ フェロミア顆粒8.3%　50mg/日　分2　朝夕食後　14日分

治 療

食事でも鉄欠乏の状態が改善しない場合には，不足した鉄を補うため，鉄剤が処方されます．鉄の補充は経口の鉄剤が原則で，一般的には3ヵ月程度服用します．投薬時には遮光して交付します．

鉄欠乏性貧血治療薬

　インクレミンシロップは甘みが強いため，かえって苦手に感じる児もいます．原則，原液のまま単味で調剤しますが，もし端数が出てしまうようなら，希釈には単シロップを使います．単シロップを用いるのは，配合変化試験で30日間安定という結果が出ていることが理由です．常水では，若干の外観変化と力価の変動がみられます．保管は冷蔵庫でかまいません．ただし，保管温度が0℃以下になると，D-ソルビトールの結晶が析出することがあります．

　フェロミア顆粒は，香りもよく甘い顆粒剤ですが，鉄剤特有の後味（血の味）の悪さがあります．口に含んだらすぐ飲み込むようにしましょう．

　経口鉄剤の主な副作用は，嘔気，食欲不振などの消化器症状があり，服用した鉄剤が消化管の壁面を刺激してしまうことで起こると考えられています．空腹時の服用は避けるようにします．

服薬指導・生活指導

服薬継続のサポート

　フェリチン（貯蔵鉄）の値が改善するまで，3～6ヵ月かかります．鉄剤は，長期で飲んでも問題はありません．また，飲んでくれない場合の対応も看護者と話しておきましょう．剤形が合わないのか，それとも味が合わないのかなどは薬剤師の出番です．

飲み合わせの確認

　鉄剤は，他剤との相互作用が知られています．小児科領域でよく処方される薬では，第三世代セフェム系抗菌薬のセフジニル，ニューキノロン系抗菌薬のトスフロキサシン，テトラサイクリン系抗菌薬のミノサイクリンと一緒に服用してしまうと，高分子鉄キレートを生成し相互に吸収を阻害します．セフジニルの吸収を1/10にまで下げたとの報告もあるため併用薬の確認は重要です．

鉄による着色

　鉄剤を服用すると黒色便がみられることがありますが，治療が終わればもとに戻ります．また，歯が一時的に茶褐色に着色することがあります．これは歯の表面の被膜と歯垢に，鉄イオンとタンニン酸などの成分が結合するためです．着色がみられた場合には，重曹などで歯みがきを行うとよいです．

文献 ─────

　1）加藤陽子：小児と思春期の鉄欠乏性貧血．日内会誌，99：1201-1206，2010.

41 周期性嘔吐症（自家中毒症）

急に嘔吐を繰り返し，ぐったりとして元気がなくなります．次第に脱水症状と独特の口臭が現れ，尿中ケトン体が陽性になります．誘因は，長時間の空腹や，前日の食事（少量，高脂肪食），精神的ストレス（ひどく興奮した，強く叱られた），身体的ストレス（外出など疲労，感冒），特定の食品の摂取などさまざまです．嘔吐がないあいだは元気で，基礎疾患はありません．10歳未満でよくみられます．成長後，片頭痛に移行する場合があります．アセトン血性嘔吐症やケトン性低血糖症とも呼ばれます．

治療薬

成分名	代表的な商品名	剤形	小児薬用量
嘔気・嘔吐に対して			
ドンペリドン	ナウゼリン	錠 OD DS 坐	〈内服〉6歳未満：1〜2mg/kg/日* 6歳以上：1mg/kg/日* 〈坐剤〉3歳未満：10mg/回 3歳以上：30mg/回
脱水症状に対して			
ブドウ糖加乳酸リンゲル液	ソルラクトD輸液	注	50〜100mL/時

＊：1日投与量はドンペリドンとして30mgを超えないこと．

📋 **処方例**（体重10kgの場合）

嘔気・嘔吐に対して
▶ ナウゼリンドライシロップ1%　10mg/日　分3　毎食前
▶ ナウゼリン坐剤10　1個/回

脱水症状に対して
▶ ソルラクトD輸液（開始液）　50〜100mL/時の速度　末梢静脈から点滴静脈内注射

ドンペリドン（坐剤）

内服と同じく，1mg/kg/回で処方される場合もあります．また60mgの規格の坐剤がありますが，こちらは適応外処方となります．

輸　液

　嘔吐がひどく，回数が多い場合には輸液療法を行います．輸液を投与することで排尿が促され，ケトン体が排泄されると，症状が速やかに改善するからです．このとき，ブドウ糖の投与速度が速いと，中止した際に低血糖を起こすおそれがあります．

 ## 服薬指導・生活指導

経口剤と坐剤併用の場合

　ドンペリドンの経口剤と坐剤の両方が処方されているときは，どちらを優先的に使用するかを確認しましょう．ドンペリドン坐剤はマクロゴール主体の水溶性基剤で製造されており，溶融温度が 50 〜 57℃と高いため，体温だけでは融けず，直腸内の分泌液で徐々に融解します．そのため，坐剤よりも経口剤のほうが最高血中濃度到達時間（T_{max}）が約 1 〜 2 時間早く，即効性に優れています（図）．

　ドンペリドン坐剤（10 mg・30 mg）の半減期が約 7 〜 8 時間であることから，経口剤と坐剤を併用する場合でも，坐剤を用いてから 7 〜 8 時間空けて内服薬を服用させましょう．坐剤を続けて使用する場合も同様です．

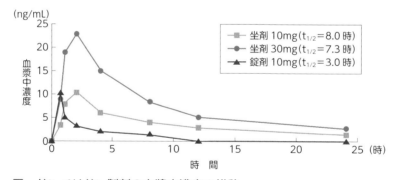

図　ドンペリドン製剤の血漿中濃度の推移

療養上の注意

　吐き気があるときには絶食の指示が出ることがあります．軽症・中等症の脱水時はまず経口補水療法（p.137 参照）が推奨されます．最初はスプーンでもかまわないので，少量ずつこまめに飲ませることが重要です．脂肪分のある食べ物は数日間，控えましょう．嘔吐や吐き気が持続するときは，再度受診するように説明しましょう．

　周期性嘔吐症は予防も大事です．ストレス時には糖分や水分をしっかり摂り，脂質は摂り過ぎないようにします．また，疲労で食べられなくても（特に夕食時），小さいおにぎりや菓子パンでもよいので炭水化物を摂るように説明します．

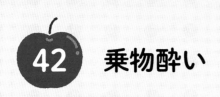

42 乗物酔い

目から入ってくる「景色」や「風景」などの情報，内耳が感じ取る「加速・減速」と「揺れ」，筋肉や関節が感じる「揺れ」や「振動」により脳が混乱し，自律神経のバランスが崩れることで，吐き気，嘔吐，頭痛やめまいなどの症状につながります．初期症状は乗っているうちにムカムカしてきたり，あくびや生つばが出る，だるさが出るなど，個人差があります．

治療薬

成分名	代表的な商品名	剤 形	小児薬用量
予防薬として			
d-クロルフェニラミンマレイン酸塩	ポララミン*	錠 散 DS S	0.2 mg/kg/日
シプロヘプタジン塩酸塩水和物	ペリアクチン*	錠 散 S	0.3 mg/kg/日
ロートエキス	ロートエキス散	散	1 mg/kg/日

＊：新生児・低出生体重児に対する安全性は確立されていないので投与しないこと．

> **処方例**（体重 20 kg の場合）
> ▶ ポララミンドライシロップ 0.2%　4 mg/日　分 3　毎食後
> ▶ ペリアクチン散 1%　6 mg/日　分 3　毎食後
> ▶ ロートエキス散　20 mg/日　分 3　毎食後

乗物酔いの予防薬

乗物酔いによるめまい，吐き気，頭痛を防止し，緩和することを目的に第一世代の抗ヒスタミン薬や抗コリン薬が用いられます．ただし，いずれも適応外処方となります．

抗コリン薬には中枢に作用して自律神経系の混乱を軽減させるとともに，末梢では消化管の緊張を低下させる作用があります．小児のさしこみによる腹痛にも使用されています．ロートエキスは 10% 散なので調剤の際には賦形が必要になることが多く，乳糖を使用する場合には，牛乳アレルギーの有無も確認しましょう．

服薬指導・生活指導

服薬のポイント

　抗ヒスタミン薬や抗コリン薬の場合，内服後に眠気や口渇が出ることを説明します．服用のタイミングとしては，乗車の 30 分前に内服するとよいでしょう．

乗車前の注意点

　乗物酔いは前日からの準備がカギとなります．寝不足も原因となるため，前日は早めに寝るようにします．また，当日は空腹を避けることも予防の効果があります．消化のよい軽い食事を早めの時間に摂るようにしましょう．

 OTC 医薬品

　OTC 医薬品では，配合薬として市販されています．よく配合される成分を表にまとめました．抗ヒスタミン薬，抗コリン薬が主成分となっており，一部の製剤ではジプロフィリンも配合されています．

　乗物酔いは，3 歳未満ではほとんど起こらないとされているので，OTC 医薬品で 3 歳未満の乳幼児向けの製品はありません．乳幼児が乗物で移動中に機嫌が悪くなるような場合には，気圧変化による耳の痛みなどほかの要因を考慮するべきで，安易な乗物酔い予防薬の使用は避けましょう．3 歳以上でも，年齢によって使用できない製品があるため，購入する際には薬剤師や登録販売者に相談することが望ましいです．

　小児科で OTC 医薬品の使用を薦められる場合もあります．

表　小児用乗物酔い止め（OTC 医薬品）に配合される成分

成分名	主な作用
抗ヒスタミン薬	
d-クロルフェニラミンマレイン酸塩	嘔吐中枢への刺激と内耳前庭での自律神経反射を抑制することで吐き気（嘔吐），めまいなどの症状を予防・緩和する．
ジフェンヒドラミンサリチル酸塩	
メクリジン塩酸塩	
抗コリン薬	
スコポラミン臭化水素酸塩水和物	脳の中枢に作用し，副交感神経の興奮を抑制することで自律神経のバランスを整える．また消化管の緊張を低下させて，吐き気（嘔吐）を予防する．
キサンチン薬	
ジプロフィリン	中枢神経を興奮させ，平衡感覚の乱れによるめまいを軽減し，頭痛も和らげる．

用語索引

薬剤索引

太字は商品名．商標登録マーク ® は省略．

監修者・著者略歴

原島知恵　御所南はらしまクリニック 副院長

1994 年 長崎大学医学部卒業．九州大学小児科研修後，鳥取大学脳神経小児科，福岡市立こ
ども病院・感染症センターに勤務．米国軍保健衛生大学留学後，国立病院機構福岡病院，
千早病院，日本バプテスト病院小児科 副部長を経て，2018 年より現職，日本バプテスト病
院 非常勤．

山本佳久　帝京平成大学薬学部物理薬剤学ユニット 教授

1995 年 東邦大学大学院薬学研究科修了．東京田辺製薬（現 田辺三菱製薬）開発研究所 研究
員，東邦大学薬学部 助手，桜木薬局 管理薬剤師，帝京平成大学薬学部 助教，講師，准教
授を経て，2022 年より現職．現在も保険薬局薬剤師および学校薬剤師として業務を行う．

島﨑　学　帝京平成大学薬学部薬学科 准教授

2001 年 東邦大学大学院薬学研究科博士後期課程修了．保険調剤薬局，ドラッグストア，名
戸ヶ谷あびこ病院薬剤部，帝京平成大学薬学部 講師を経て，2020 年より現職．また，現在
も名戸ヶ谷あびこ病院薬剤部にて非常勤薬剤師として業務を行う．

藤田友紀　国立成育医療研究センター看護部 副看護師長，小児救急看護認定看護師

看護学校卒業後，総合病院の小児科病棟に就職．小児看護に興味をもち，国立小児病院を
経て，国立成育医療研究センターに勤務．

調剤と服薬指導がわかる　小児科これだけ

2023 年 10 月 1 日　1 版 1 刷　　　　　　　　　©2023

監修者　　　著　者
原島知恵　　山本佳久　　島﨑　学　　藤田友紀
はらしまちえ　やまもとよしひさ　しまざきまなぶ　ふじたゆき

発行者
株式会社 南山堂　代表者 鈴木幹太
〒113-0034　東京都文京区湯島 4-1-11
TEL 代表 03-5689-7850　www.nanzando.com

ISBN 978-4-525-77841-5